口腔临床摄影新视角
Clinical Photography in Dentistry: A New Perspective

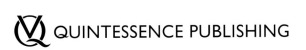

QUINTESSENCE PUBLISHING

Berlin | Chicago | Tokyo
Barcelona | London | Milan | Mexico City | Paris | Prague | Seoul | Warsaw
Beijing | Istanbul | Sao Paulo | Zagreb

口腔临床摄影新视角
CLINICAL PHOTOGRAPHY
IN DENTISTRY
A New Perspective

（澳）彼得·谢里丹 主编
（Peter Sheridan）

黄 翠 主 审
杨宏业 主 译
门 贝 副主译
王亚珂

北方联合出版传媒（集团）股份有限公司
辽宁科学技术出版社
沈 阳

图文编辑

刘 菲 刘 娜 康 鹤 肖 艳 王静雅 纪凤薇 刘玉卿 张 浩 曹 勇 杨 洋

This is a translation of Clinical Photography in Dentistry: A New Perspective
By Peter Sheridan
© 2017 Quintessence Publishing Co, Inc

©2023，辽宁科学技术出版社。
著作权合同登记号：06-2019第107号。

图书在版编目（CIP）数据

口腔临床摄影新视角/（澳）彼得·谢里丹（Peter
Sheridan）主编；杨宏业主译. —沈阳：辽宁科学技术出版
社，2023.3
ISBN 978-7-5591-2808-9

Ⅰ.①口… Ⅱ.①彼… ②杨… Ⅲ.①数字照相机—
摄影技术—应用—口腔科学—诊断 Ⅳ.①R78

中国版本图书馆CIP数据核字（2022）第217349号

出版发行：辽宁科学技术出版社
　　　　　（地址：沈阳市和平区十一纬路25号 邮编：110003）
印 刷 者：凸版艺彩（东莞）印刷有限公司
经 销 者：各地新华书店
幅面尺寸：210mm×285mm
印　　张：14.5
插　　页：4
字　　数：290千字
出版时间：2023年3月第1版
印刷时间：2023年3月第1次印刷
策划编辑：陈　刚
责任编辑：杨晓宇
封面设计：袁　舒
版式设计：袁　舒
责任校对：李　霞

书　　号：ISBN 978-7-5591-2808-9
定　　价：298.00元

投稿热线：024-23280336
邮购热线：024-23280336
E-mail:cyclonechen@126.com
http://www.lnkj.com.cn

审译者名单 Reviewer & Translators

主 审

黄 翠 武汉大学口腔医院

主 译

杨宏业 武汉大学口腔医院

副主译

门 贝 武汉大众口腔

王亚珂 武汉大学口腔医院

参 译

王湘滔 青岛市口腔医院

刘英衡 武汉大学口腔医院

艾合买提·木合塔尔 武汉大学口腔医院

郭 锐 武汉大学口腔医院

边浩麟 武汉大学口腔医院

高 欣 武汉大学口腔医院

宋芳芳 武汉大学口腔医院

审译者简介Reviewer & Translators

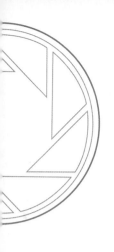

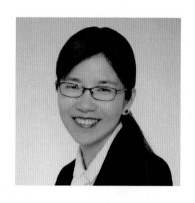

主审　黄　翠
武汉大学口腔医院主任医师，教授，博士生导师
武汉大学珞珈特聘教授、香港大学荣誉教授
武汉大学口腔医院口腔修复科主任
中华口腔医学会口腔美学专业委员会候任主任委员
中华口腔医学会口腔修复学专业委员会副主任委员

入选湖北省医学领军人才培养对象暨湖北名医工作室负责人。曾获湖北省科技进步一等奖、湖北省教学成果一等奖。获评中华口腔医学会首届"口腔医疗科技创新人物"。主持国家自然科学基金项目、教育部重点科技项目、湖北省科技创新重大项目、湖北省自然科学基金重点项目等。主编和参编人民卫生出版社出版的教材4本。

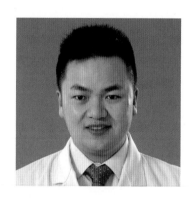

主译　杨宏业
武汉大学口腔医院副主任医师，副教授，硕士生导师
武汉大学–美国奥古斯塔大学联合培养博士
中华口腔医学会口腔美学专业委员会委员、青年讲师
中华口腔医学会口腔修复学专业委员会青年委员
武汉市中青年医学骨干人才

主要从事口腔硬组织修复的科研和临床工作。主持国家自然科学基金青年项目、中国博士后基金面上项目、中华口腔医学会青年科研基金项目等。曾获甘肃省科技进步二等奖、中华口腔医学会青年科学家论坛最具风采奖、武汉大学口腔医学院青年教师教学竞赛一等奖等荣誉。主译口腔美学修复专著《QDT 2020》。

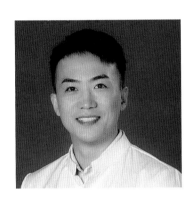

副主译　门　贝

武汉大众口腔医疗技术总监

武汉大众口腔保利花园门诊主任

武汉大学口腔医院主治医师，口腔修复学硕士

武汉大学口腔医学院全日制临床博士研读经历

国际口腔种植学会会员、中华口腔医学会会员、中华口腔医学会口腔美学专业委员会会员。编著口腔专业著作2部，参译1部。发表核心期刊论文6篇，获批国家专利11项。

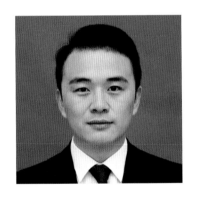

副主译　王亚珂

武汉大学口腔医院副主任医师，博士

中华口腔医学会口腔美学专业委员会委员、首届青年讲师

湖北省口腔医学会口腔修复学专业委员会常委、学术秘书

湖北省口腔医学会口腔美学专业委员会常务委员

擅长前牙美学修复、种植修复。曾获2014年中华口腔医学会口腔新锐病例比赛一等奖、2016年BITC种植病例大奖赛武汉赛区二等奖、2018年中华口腔医学会跨学科病例展评全国二等奖等荣誉。

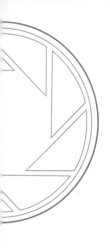

前言 Preface

口腔临床摄影不只关乎影像；更是牙科临床实践的重要组成部分。

口腔临床摄影在牙科诊疗过程中的作用总是被低估。临床摄影使用可见光生物医学成像技术，可作为患者病历记录和医患交流的有效补充，是一种可行、可理解且可靠的临床辅助工具。数字化技术的出现简化了静态影像的获取和管理，使得高质量的数码摄影在临床中变得可行，对其需求日益增长。对治疗过程和病情进展的有效记录，扩展了临床摄影的应用范围。此外，数码影像可以为其他牙科记录增加客观补充，并提供一条独立的时间参考线。

数字化口腔临床摄影的益处：

- 更好地记录和管理风险
- 加强与牙科同事的沟通
- 增强患者宣教和治疗接受度
- 更快速、更高效的拍摄质量

本书的主要目的是提供口腔临床摄影的实用指南，进而提升临床影像作为证据和互动手段的必要性。要想实现口腔临床摄影的高质量、一致性和高效率，需要充分理解摄影原则、摄影器材、相关技能和数据管理。同时，还需要确保信息安全，尊重患者的隐私和尊严。

摄影是现代生活不可分离的一部分。除了相机，智能手机、平板电脑和计算机都可以用来拍照，拍摄出来的影像既可以即时观看，也可以通过互联网传播。多数影像都是个人性质的，价值有限，不存在隐私问题。然而，那些记录患者信息的临床影像，可能最终会受到公众和专业人士审阅，因此质量和管理方面都应该有更高的标准。

如今，计算机和数字技术飞速发展，摄影技术日新月异。相机传感器捕捉的影像作为数字信息传输到存储卡中，可以在计算机上使用适当的软件进行查阅和修改。现代牙科诊所使用计算机来管理患者信息以及放射影像的相关软件。所有数码影像（无论是放射影像还是临床影像）都应以专业的方式处理和保存。除了口腔临床摄影及相关设备，本书还介绍了数字文件从获取到存储各阶段的管理。影像需要在实践管理系统中进行整合，并附加到患者的临床记录中。数字化工作流程应该基于患者的临床记录，为后续所有活动做指导。

许多牙医在临床实践中摄影，但大多数使用不合适的相机系统或口腔内窥镜，而且应用范围很窄。很少有从业者参加过专门的口腔临床摄影课程。牙医未充分利用临床摄影技术的部分原因是相关教育的缺乏。临床摄影技术几乎从未在牙科专业的本科课程中提及，而是只设置在研究生课程中。个别为牙医开设的摄影课程，通常较为业余，逃避了必要的复杂性，而且只关注摄影的其中一个元素（即美学）。在互联网上，有许多网站在推广临床摄影和培训项目，但标准差异很大。

此外，近年来口腔临床摄影将重点都放在了美学上，通常局限于前牙的外观，而对后牙的摄影明显缺乏重视。在这种大环境下，牙科影像成了艺术化的时尚影像，目的则是用于市场营销，将口腔临床摄影带入了错误的方向。牙医是医学专业人士，临床影像最重要的作用是为临床记录、专业审核、患者宣教与专业交流提供准确的资料。要知道这些所有功能都是为了准确性而不是艺术性，而人为的干预可能会导致最终效果的过分夸大，从而使患者产生不切实际的期望。

口腔临床摄影的范围应该超出前牙区和美学范畴，包括整个口腔范围——从损害和疾病的治疗到最终的结果与回顾。这些是牙医每天都要面对的问题，也是临床工作的主要内容。这种新的、更广阔的视角要求口腔临床摄影技术有效地应用于就诊的每个阶段。为了达到这一目的，本书不仅重新定义了口腔临床摄影的范围和基本原理，也推荐了最合适的相机系统和配件，拍摄高质量影像所需的体位与技术，以及数码影像文件的管理方案。

口腔临床摄影应该包括口外和口内影像，这些影像可以立即上传到患者病历记录中，显示在患者可见的显示器上。理想的口腔临床摄影应该是一个简单高效的过程，以最小侵犯技术产生一致的高质量结果。这一过程始终需要保证患者隐私和对最佳临床实践的验证。

在临床中，使用手持式微距摄影需要特定的相机设备和特殊的技巧，这需要对设备进行适度的投资，并在实用摄影和后期编辑方面进行一系列学习。为拍摄即时、一致、准确的影像，一部合适的数码单反相机、一个微距镜头与一个闪光灯是必需品。本书将指导牙医如何掌握相关拍摄技巧和临床实践中的拍摄体位，以确保可以拍摄到所有的口腔区域。关于相机系统的建议（见第4章和附录C）和技术指导，应赋予影像采集和数据管理以简单性、统一性和安全性，允许口腔临床摄影成功地融入牙科领域的所有部门和各个专业中。

主要话题Summary of Topics Covered

- 口腔临床摄影范围和应用的扩大
- 微距摄影原理
- 相机系统和相关设备

- 口内外影像的拍摄技术和体位
- 临床摄影与日常牙科工作的无缝连接
- 数据管理——拍摄到存档
- 数码影像的后期处理
- 基于临床影像的交流技术

致谢Acknowledgments

虽然本书的大部分临床影像都是我拍摄的，但仍要感谢其他同事对本书所做的贡献，他们进行了有效的补充拍摄。特别要感谢辛勤工作的助手们，他们帮助我测试相机和设备，并担任标准临床影像和序列影像的拍摄对象。

牙医：George Connell博士和Jonathon Lamb博士
口腔卫生士：Tabitha Acret和Julie Lord
诊所经理：Stacey Wills
牙科助理：Saman Munshizada、Anna Jaworski、Susan Perry和Lisa Vo
前台接待员：Chris Blaser和Stacey Ann O'Brien
同事：Nick Hocking博士

当然，患者的支持才是最重要的。是他们面带微笑、敞开心扉，才能让我在口腔临床摄影方面取得出色的成果。

致读者Note to the Reader

本书旨在帮助牙科专业人士，以最简单和最实用的方式，了解和实践口腔临床摄影。口腔临床摄影的要求和技术与其他摄影种类有很大的不同。我们的诊疗环境相对稳定，光线和运动变量非常小，这使得相机设置无须进行过多的修改。在一个受掌控的摄影空间中工作，使我们能够探索相关的摄影原理，而不需要掌握户外摄影师或动作摄影师在野外所需要的所有知识与技能。所需要的只是合适的相机设备、对细微参数设置的理解以及合理的体位。

自2008年以来，我为澳大利亚和新西兰牙科协会以及悉尼大学牙学院举办了40多次关于口腔临床摄影的研究生课程与讲座。本书就是这些课程和讲座的凝练。我为初学者、有一定基础的摄影师和研究生都开设过课程，也为专业摄影师开设过大师班。

本书中的大部分临床影像都是在我的诊所（成立于1971年）拍摄的。在同一个诊所工作超过50年，使我能够衡量不同摄影方法的价值与质量，在长期工作中反复自省修正（尽管是出于自我兴趣和稍带观察者偏倚）。对我来说，摄影为我长期以来的临床成功"保驾护航"。

值得注意的是，我在本书中选择的临床影像，是用于说明临床摄影的价值以及良好技术与体位的最佳示例。治疗方式和牙科材料的选择不在讨论之列。作为读者，我鼓励你尽可能多地吸收一些知识，然后以最佳的方式利用口腔临床摄影来助力临床工作。

本书中的大部分影像是用尼康D700、D7000、D7100或D7200拍摄的，还有一些影像是用佳能EOS 7D、EOS 7D Mark II或奥林巴斯OM-D E-M1拍摄的，同时使用了奥林巴斯的RF-11环形闪光灯和美兹15 MS-1环形闪光灯。

所有影像均采用双采集模式拍摄，JPEG文件会上传到患者病历记录中，未压缩的RAW文件则使用Adobe Photoshop进行优化，以确保最大分辨率，用于后期演示和发布。然而，如果相机传感器达到1600万像素以上，那么JPEG和RAW文件之间的影像质量差别是难以察觉的。

虽然临床中的许多信息也可以用视频记录，但本书的重点是静态摄影。尼康、佳能和奥林巴斯相机也可以拍摄高清视频，在教学和培训中均有重要的应用。

欢迎任何提问与评论，请访问peter@clinicalphotography.com，我也很乐意帮助牙科专业人士将口腔临床摄影融入临床诊疗中。

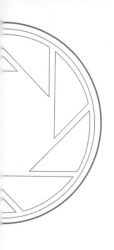

中文版序Foreword

　　恰逢武汉大学口腔医院建院60周年之际，《口腔临床摄影新视角》译著得以出版，可喜可贺。

　　口腔临床摄影是利用摄影设备获取口腔临床相关静态与动态影像资料的技术。口腔临床摄影对于口腔诊疗工作的重要性日益显现，尤其对于口腔美学区的治疗，口腔临床影像既可用于直观的医患、医技沟通，也可用于详细的病程记录，还可用于精彩的病例展示。因此，了解、熟悉并掌握口腔临床摄影技术，将赋予牙医朋友们一项重要的临床技能。然而，在开展口腔临床摄影的过程中，大家常常会碰到一些困惑，从入门、熟悉到精通的路走得异常曲折。

　　澳大利亚学者彼得·谢里丹（Peter Sheridan）是一位口腔专家，也是一位摄影大师，在口腔临床摄影方面进行了长期的探索与实践，将其实践经验和培训课程编写成《Clinical Photography in Dentistry: A New Perspective》一书，希望能够给牙医朋友们传递最为简单、实用的口腔临床摄影技术。本书实际上从口腔临床摄影的"道、术、器、用"4个方面为我们打开了口腔临床摄影新视角。

　　"道"：口腔摄影都有哪些应用？摄影的原理是什么？"术"：相机如何进行参数设置？何谓标准影像？影像后期怎么处理？"器"：买什么样的摄影设备？闪光灯如何搭配？影像管理工具都有哪些？"用"：如何在诊疗过程中实践口腔摄影技术？因此，通过本书的学习，我们可以明道、优术、利器、践行，让口腔临床摄影技术为我们所用。

　　我们团队长期致力于口腔修复学和口腔美学的医疗、教学及科研工作，乐于与同行分享口腔临床前沿知识。本书翻译过程中力求做到"信、达、雅"，同时融入了我们的专业感悟和临床经验，希望能够让更多的中国口腔医生受益。

黄　翠

2023年元旦

目录Contents

1 口腔数码影像 *1*

2 口腔临床摄影的应用 *7*

3 摄影的原理 *57*

4 口腔临床摄影设备 *79*

5 反光板、牵拉器和背景板 *105*

6 标准临床影像指南 *119*

7 口腔临床摄影注意事项 *153*

8 影像管理与后期处理 *171*

9 临床影像改善医患沟通 *195*

附录 *204*
A 参考文献 *205*
B 摄影备忘录 *207*
C 相机推荐 *208*
D 讲师须知 *210*

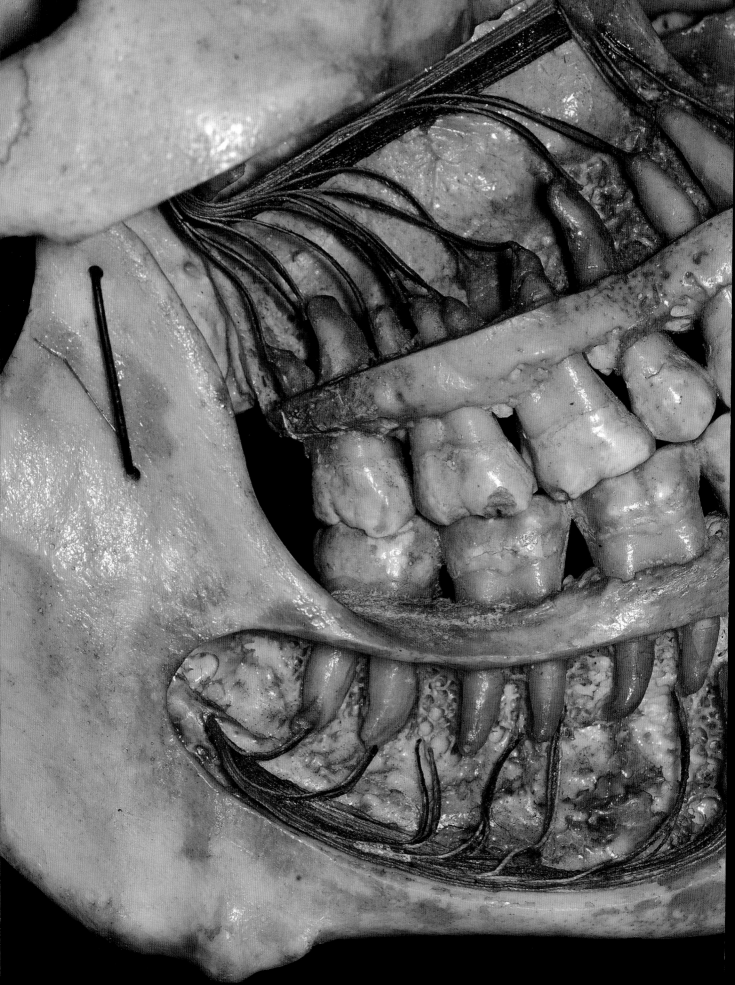

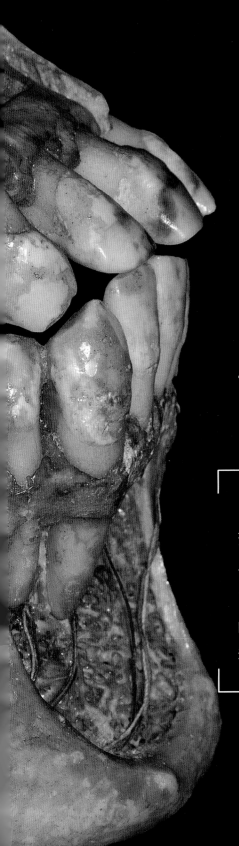

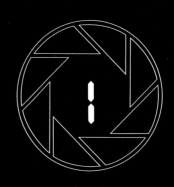

口腔数码影像

The Digital Image in Dentistry

20世纪90年代末，传统化学胶片向光电传感器的转变彻底改变了摄影。数码影像是一种数据文件，可以很容易地复制，并且所有副本都保持与原始影像相同。在牙科中，单个影像可以产生多种好处和应用，在保持原始数据的基础上复制和修改影像，给临床摄影师带来了可操作性和便利性。

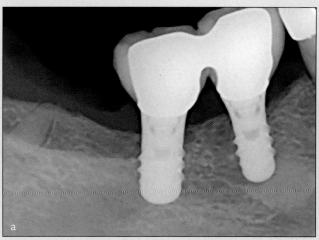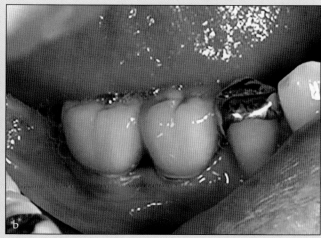

图 1-1　数字放射影像和临床影像是口腔生物医学影像的重要组成部分。（a）X线片是一种使用射线的生物医学影像。（b）临床影像是使用可见光拍摄的生物医学影像。

生物医学影像

作为牙科记录的重要手段，正确地看待数码影像的应用十分重要。口腔X线片可以描述为使用射线的生物医学影像（图1-1a）。同样，口腔临床影像是利用可见光（或自然光）进行生物医学成像，光线照射在光电传感器上，产生数码影像（图1-1b）。

与临床影像相比，X线检查作为一种诊断手段和临床证据往往受到更大的倚重。这一方面是由于临床影像不是病历记录的传统手段，另一方面是因为临床影像的过于普及反而使其重要性被忽略。因此，区分专业影像和普通影像是很重要的。作为牙医，我们需要给所有的影像数据赋予相当的专业性。

数码影像

X线片和临床影像都属于数码影像，均具有以下特征：

- 即时查看
- 不会随着时间的推移而退化
- 从拍摄到存储的无缝连接和自动化
- 可无损复制
- 可放大而不损失分辨率
- 可裁切以保留重要信息
- 日期标注
- 便捷的数据传输
- 可用合适的软件进行后期处理

专栏1-1	常规牙科记录

- 图表：用图表表示患者的口腔状况
- 临床记录：文字记录所看到的和所做的治疗
- X线片：部分或全部牙齿的二维黑白影像
- 研究模型：口腔状况的固态三维记录

完整的牙科记录应包括：图表、临床记录、X线片、研究模型以及临床影像。

　　数码影像是现代科技的一个奇迹，拥有多承载平台（如智能手机、平板电脑和相机等），能够轻松生成精确、可查、便携和可复制的影像。然而，相机的普遍性、便捷性和影像制作的低成本在某种程度上削弱了人们对这项技术的好奇心和欣赏度。

　　X线片和临床影像是重要的病历记录形式，应使用专业设备进行拍摄、严格评估并安全地保存在患者病历记录中。如果牙医同时提供了临床影像和X线片，患者会迅速认识和接受它们作为评估与治疗的重要组成部分。

　　与口腔临床摄影相关的患者隐私和知情同意方面的问题将会在本书第7章中介绍。

临床影像与其他牙科记录的对比

　　临床影像作为牙科记录的一部分，在评估其价值时，有必要回顾一下常规牙科记录法：图表、临床记录、X线片和研究模型（专栏1-1）。牙科记录是对口腔实际状况的反映和评估，它记录了牙齿和口腔环境细节，但无法实际呈现或可视化。每种常规方法都有相应的价值，但没有一种是独立且充分的。

　　将临床影像置于与其他记录手段同等重要的地位是非常合理的。临床影像为牙医提供了最接近现实的口腔视图，这为其他记录增添了真实性。现代数码相机的分辨率很高，它提供的影像细节甚至只有通过放大镜和显微镜才能瞬间看到（图1-2和图1-3）。因此，临床影像应被视为全面记录患者口腔诊疗信息的重要组成部分。

　　在很多临床状况中，放射影像与临床影像协同使用可以为牙医和患者提供更连贯、更全面的口腔视角（图1-4和图1-5）。

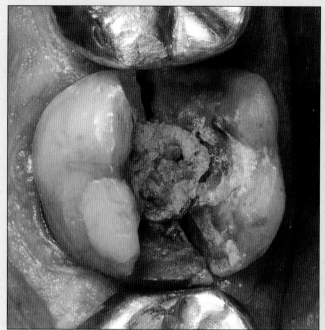

图1-2　磨牙折裂的临床影像。

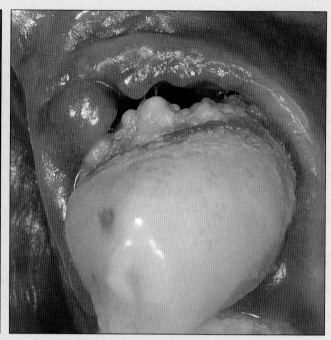

图1-3　牙菌斑和牙周袋的临床影像。

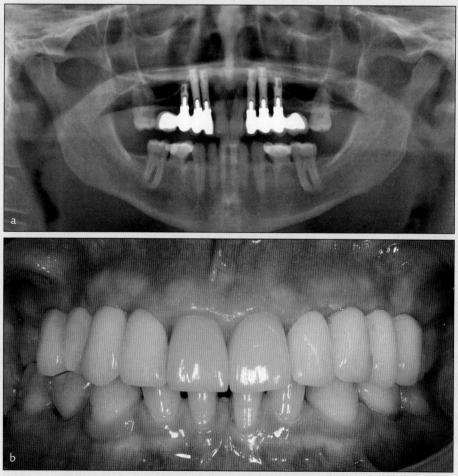

图1-4　（a和b）X线片和临床影像可以提供更连贯、更全面的口腔视角。

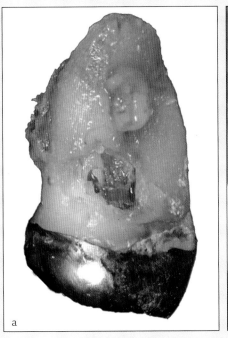
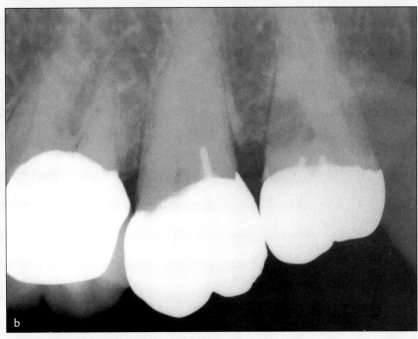

图1-5　（a和h）在临床影像和X线片的帮助下，患者更好地理解了患牙拔除的必要性。

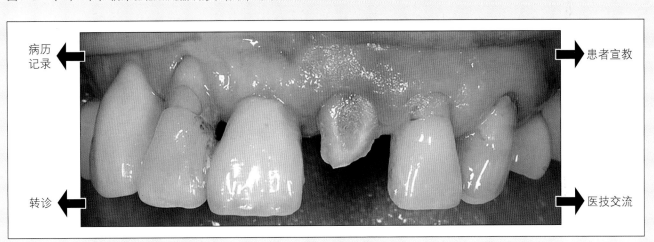

图1-6　一张临床影像可同时用于病历记录、患者宣教、转诊和医技交流。

一图多用

　　口腔临床影像的后续应用并不一定需要再单独拍摄。数码影像的最大好处之一是能够在不损失细节的情况下进行复制和修改。一张原始影像可以满足特定状况下的多种需求（图1-6）。这个概念对于摄影记录价值的最大化和拍摄数量的最小化至关重要。在牙科中，临床影像的扩展应用要求每张影像都保持高质量，这需要合格的相机系统和拍摄者对摄影原理与技术的基本了解。一旦掌握，对这种数字形式的数据管理就相对简单了，但是还需协议来保护影像文件的隐私与完整。

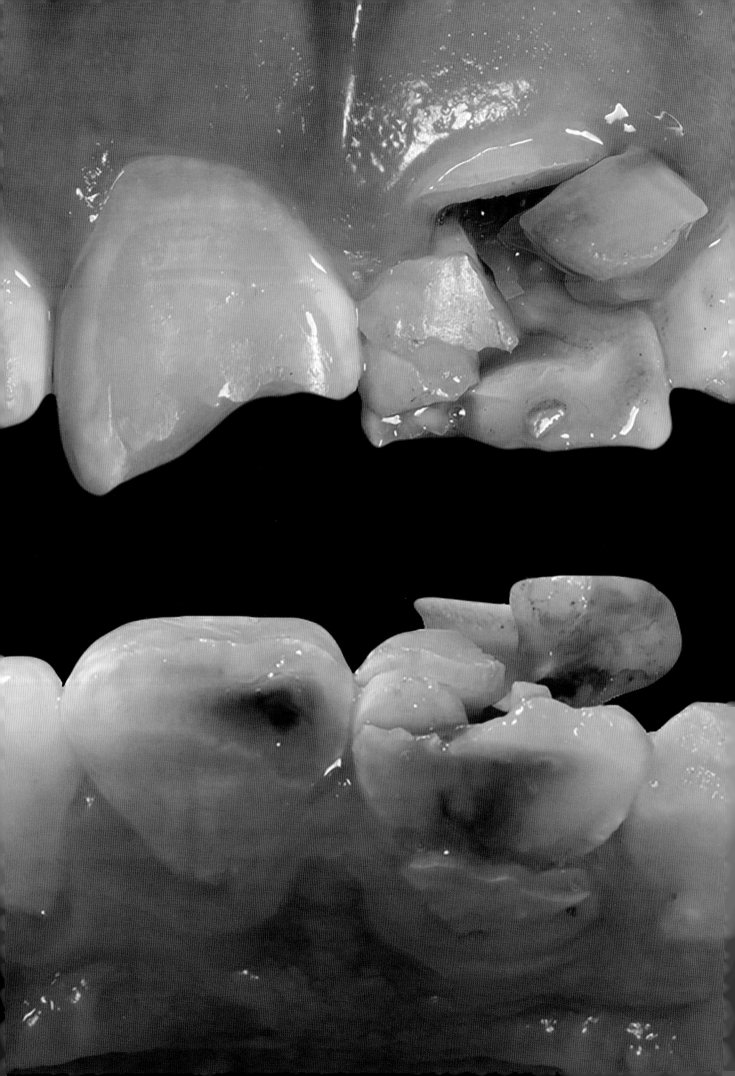

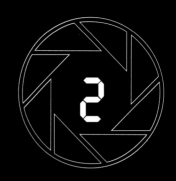

口腔临床摄影的应用
Uses for Clinical Photography

口腔临床摄影是非常强大的工具，牙医可以用来澄清问题的本质，而不仅仅是记录或进行医学鉴定的手段。不同于X线片、石膏模型和描述性解释，口腔临床摄影作为一种有效的信息传递和宣教工具，能够被患者日常所熟悉和理解。每个人都喜欢被拍影，它创造了一种特殊的美感。考虑到数码摄影的即时性，其本身更具有不容忽视的时效性和个性。

口腔临床摄影的应用应该扩大到口腔诊疗的方方面面，包括疾病的治疗和复查等牙医接触到的所有问题，而不应仅局限于前牙美学。其实牙医花费在后牙上的时间与花费在前牙上的时间一样多，但后牙区通常是患者的信息真空区。通过摄影，可以有效地可视化和记录尖牙到第三磨牙的情况，并显示哪里需要治疗。

口腔临床摄影的两个核心功能是病历记录和交流（图2-1）。包含临床影像的病历记录可以用于审核和风险管理。交流则意味着互动，例如在患者宣教、专业协作和市场营销中使用临床摄影。

从口腔临床摄影的所有用途来看，其准确无误的可复制性和信息证据的性质，使其具备有效性和有用性。口腔临床摄影不是一个孤立的过程，而是一种类型的记录，它可以与图表、放射影像、病历记录和研究模型协同使用，以期达到全方位的患者口腔记录。口腔临床摄影的另一个价值是建立每一位患者的临床影像库，以期反映基本情况、临床表现和特定的序列治疗方法。

除了作为病历记录，口腔临床摄影还可用于患者宣教、专业协作、医技交流、培训指导、学术展示和市场营销。我们以这些细化分类尝试勾画出口腔临床摄影在牙科临床实践中的所有潜在用途。当然，牙科临床实践是一个连续的过程，共同组成了一个有机整体，而且各个步骤之间也有重合。

病历记录

作为病历记录的一部分，临床影像具有多种用途（图2-2）：

- 标准影像和特写影像
- 诊断、评估和制订治疗计划
- 病例展示
- 医学鉴定
- 风险管理
- 对比影像
- 序列影像
- 质控和审查
- 测量
- 自我完善
- 研究
- 法医学服务

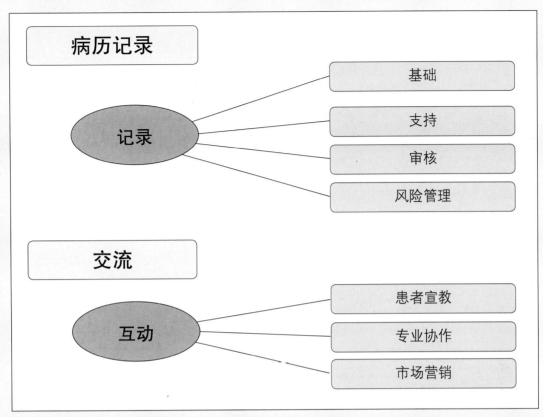

图2-1　口腔临床摄影的核心功能。

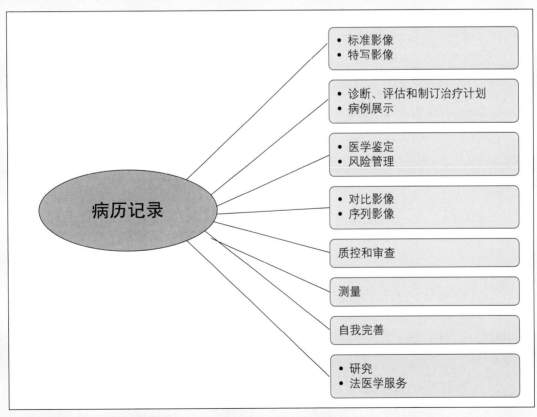

图2-2　口腔临床摄影的多种用途。

表2-1	口腔临床摄影的标准影像		
	方向	影像	备注
面部	正面	放松/微笑	
	侧面	放松/微笑	
牙列	正面	微笑/牵拉	咬合状态或微张口
	侧面	放松/微笑	
	侧方	牵拉+反光板	咬合状态，左右侧
	前侧方	牵拉	咬合状态，左右侧
牙弓	全牙弓	牵拉+反光板	
	象限	反光板（可选牵拉）	左右侧

标准影像

一些口腔学科（如正畸学）和特殊组织（如美国美容牙科学会）有特定的牙科摄影要求，但在常规口腔临床实践中没有共识性的摄影指南。本书第6章概述了一系列有针对性的见解、设备和体位，以协助广大牙医将口腔临床摄影纳入日常工作。

完整的标准影像应包括以下方面（表2-1）：

- 放松/微笑的正面部影像
- 放松/微笑的侧面部影像
- 正面和侧面微笑影像
- 开闭口正面咬合影像
- 左右侧方咬合影像
- 上下颌牙弓影像
- 左右侧象限影像

全科牙医和专科牙医的摄影需求因个案而异。为了进行综合检查，应尽量全面地采用标准影像（图2-3）。对于口腔临床常规治疗的一位新患者，临床摄影的最低要求通常如下（图2-4）：

- 微笑的正面部影像
- 牵拉拍摄正面咬合影像
- 牵拉拍摄上下颌牙弓影像（借助反光板）
- 左右侧方咬合影像（可选）

这种影像的组合足以对牙体、口腔组织、美学及咬合状况进行基本的概述。使用高质量的相机和适当的牙科分析软件，可以在显示器上独立或分组查看影像。在应用软件中使用简单的放大工具，其余口腔情况都可以放大凸显，供个人查看和评估。

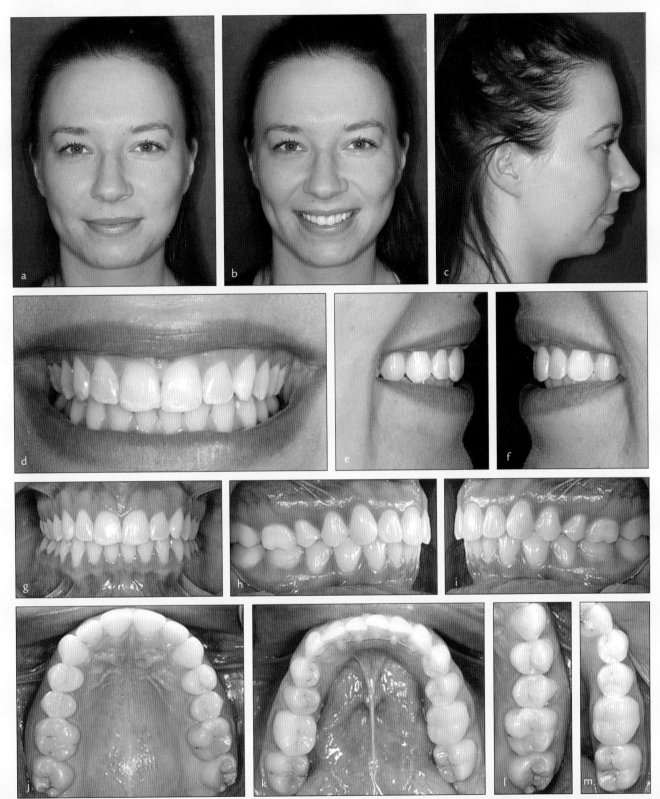

图2-3 初诊标准影像。（a）放松的正面部影像。（b）微笑的正面部影像。（c）放松的侧面部影像。（d）正面微笑影像。（e和f）侧面微笑影像。（g）正面咬合影像。（h和i）侧方咬合影像。（j）上颌牙弓影像。（k）下颌牙弓影像。（l和m）上下颌象限影像。

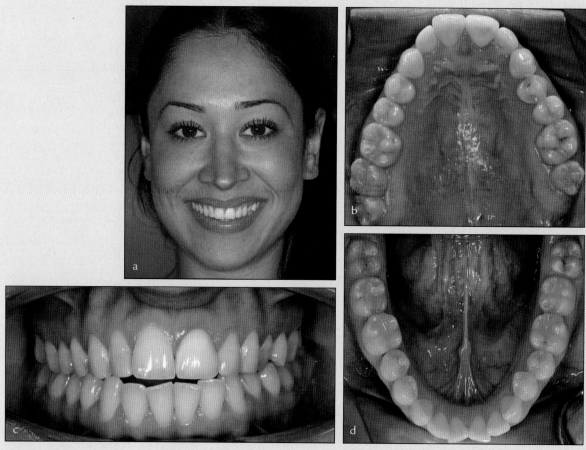

图2-4　最低标准影像。（a）微笑的正面部影像。（b）上颌牙弓影像。（c）正面咬合影像。（d）下颌牙弓影像。

对于正畸治疗，特别是在涉及计算机建模的情况下，获得一套定向准确和分辨率高的完整影像非常重要。正畸系列影像包括大多数标准影像（图2-5）：

- 放松/微笑的正面部影像
- 放松/微笑的侧面部影像
- 正面和侧面微笑影像
- 开闭口正面咬合影像
- 左右侧方咬合影像
- 上下颌牙弓影像

牙列的正面咬合影像是描绘牙列状态的重要指标（图2-6）。在视野内应显示从切牙到磨牙的所有牙齿，并提供上下颌前牙区（尖牙至尖牙）牙齿和周围牙周组织的所有细节。

在牙列的正面咬合影像中可以将牙齿闭合或稍打开，以显示上下颌前牙的切缘。在图2-7中，两张影像均具有特殊的意义：咬合稍打开可显示下颌前牙切端的磨损，而牙齿闭合则可显示深覆𬌗和垂直高度的丢失。

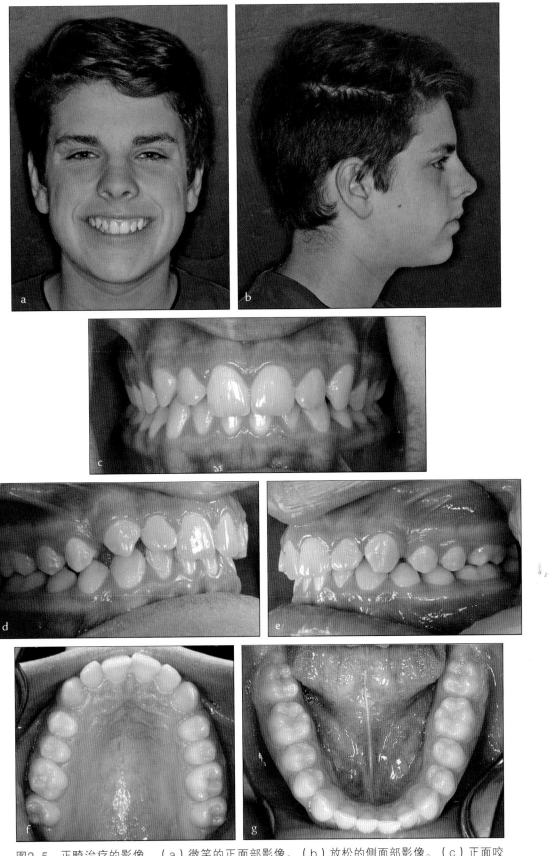

图2-5 正畸治疗的影像。（a）微笑的正面部影像。（b）放松的侧面部影像。（c）正面咬合影像。（d）右侧方咬合影像。（e）左侧方咬合影像。（f）上颌牙弓影像。（g）下颌牙弓影像。

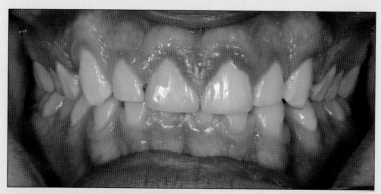

图2-6　正面咬合影像显示软硬组织。

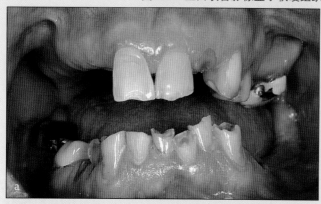
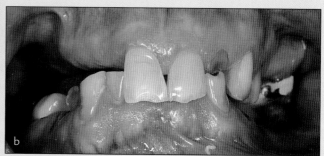

图2-7　开口（a）和闭口（b）的正面咬合影像。

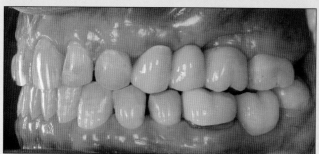
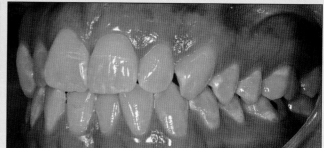

图2-8　侧方咬合影像。　　　　　　　　　图2-9　前侧方咬合影像。

　　侧方和前侧方影像之间有明显的差异，但它们都是以牙列咬合为中心（图2-8和图2-9）。侧方影像以直角角度拍摄闭口牙列，以显示单侧从中切牙到第二磨牙上下颌牙列的颊面。这种影像适用于复杂的修复治疗（如种植）。前侧方影像是从前外侧拍摄的斜视图，不用借助反光板，可直接拍摄，显示第二磨牙的近中到对侧尖牙，这种影像经常用于正畸和美学评估。第5章描述了拍摄这类影像所需的技巧和工具。

　　微笑影像，无论是作为面部肖像的一部分还是单独的特写，都应该尽可能地全面。一张完整的微笑影像能有效地评估笑线与上颌前牙龈缘的位置关系，是美学设计、面部参数以及患者预期的重要参考信息。

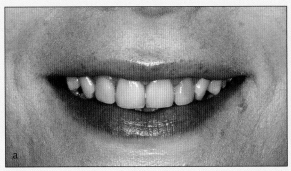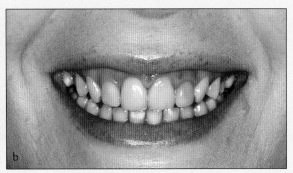

图2-10 （a和b）正面微笑影像和大笑影像。上颌中切牙及左上颌侧切牙龈缘的软组织变色仅在大笑影像中明显显示。

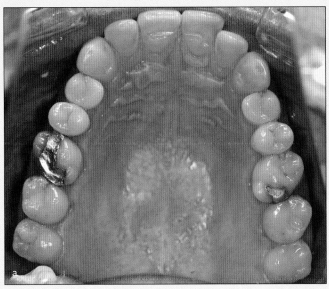

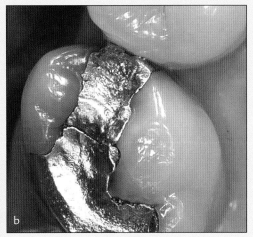

图2-11 （a）上颌牙弓影像。（b）放大的右上颌第一磨牙咬合面影像。

在某些病例中，使用大笑影像可以评估牙龈生物型。正面微笑影像可以从微笑的正面部影像中裁切。在图2-10中，大笑影像暴露出上颌中切牙及左上颌侧切牙龈缘的软组织变色，这在微笑影像中是不明显的。

上下颌牙弓影像必须正确定向，并包含第二磨牙。完成拍摄后，能够为牙医提供两张影像以及多达32颗牙齿的状态记录（图2-11a）。使用推荐的相机系统，可以从咬合面影像中分离和放大单颗牙齿（图2-11b）。可以在不损失分辨率的情况下实现从1：3到3：1的影像放大。这可以作为初诊影像的一个重要补充，允许牙医反复斟酌治疗决策。

在口腔临床操作中拥有两个显示器能够带来巨大好处。一个在患者前面显示X线片和临床影像，另一个在患者后面显示临床报告和计费软件。宽屏显示器则可以提供足够大的屏幕，同时显示X线片和临床影像，便于展示口腔状况和医患沟通（图2-12）。如果能同时观看上下颌牙弓影像或者牙列正面影像，可以显著提高全景X线片的使用效果。患者在临床影像中比在全景X线片中更容易理解自己牙齿

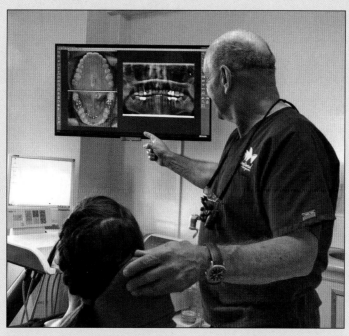

图2-12　将显示器放置于患者面前，能够同时评估全景X线片和临床影像。

存在的问题。这种组合对于治疗计划是有益的，可以帮助患者可视化牙列，首先在影像中找到问题，然后移动到X线片中对应的位置证实。

　　初诊影像是每位患者的重要记录，可以作为永久基准和所有治疗考量的出发点。在随后的诊疗过程中，也可以不断获得更多的影像，以记录口腔治疗的演变和连续性的口腔状态。

特写影像

　　特写影像基于特别的摄影目的，需要不同的方向、视图和工具，与拍摄标准影像不同。特写影像可以在初诊或复诊中拍摄，以凸显特定的牙齿或软硬组织（图2-13）。在治疗期间拍摄的特写影像，在展示某些预期之外的情况方面（如龋齿、牙折、牙髓暴露等）起着重要的作用。获取特写影像的另一种方法是从标准影像中放大某个细节（图2-14）。通过相关软件将放大的影像展示在显示器上，用于临床检查或医患沟通。此外，也可以从标准影像中放大裁切出特写影像或者使用后期处理软件创建一个新的影像。一般情况下，即使目标可能只有1颗牙齿，但为了比较，特写影像中应该至少包含3颗牙齿。

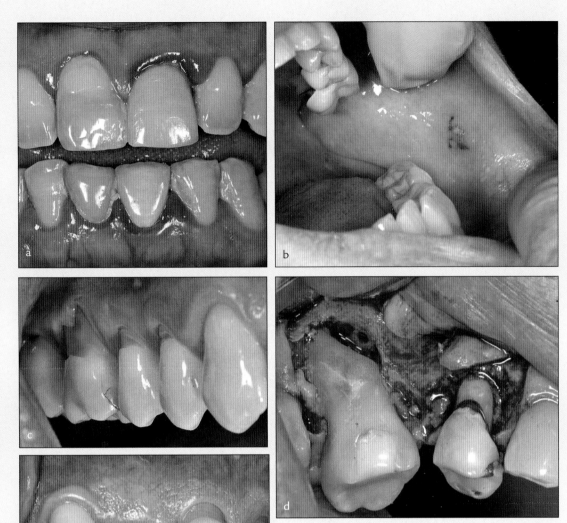

图2-13 （a~e）局部的特写影像突出了牙齿和周围组织的疾病或损伤，具有重要的记录价值。

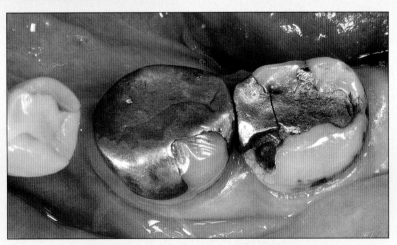

图2-14 从象限影像中获得了更多细节，显示第二磨牙修复体的裂纹和牙体组织的缺损。

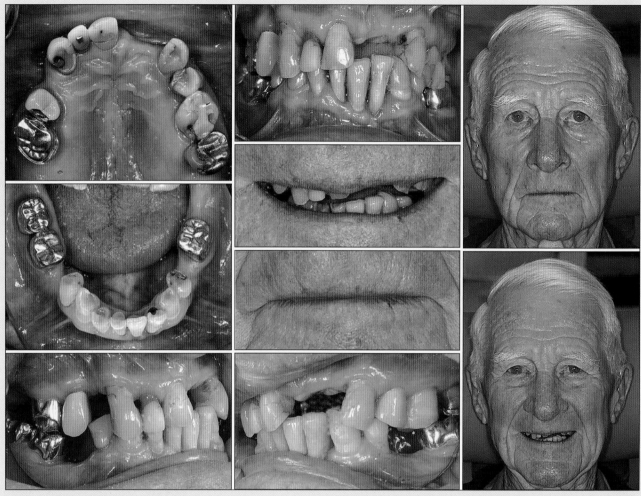

图2-15　辅助诊断和评估的系列标准影像。

诊断、评估和制订治疗计划

　　诊断、评估和制订治疗计划是牙科诊疗的基本流程。尽管牙医普遍接受过高度复杂治疗的培训，但首先必须考虑的是预防性治疗或不治疗对患者的益处。在确定治疗计划时，临床影像具有比较高的参考价值。特别是对于初步诊断，系列临床影像能够在后期评估时呈现清晰的病程变化（图2-15）。

　　对于涉及组织重建、美学或种植病例，临床影像有助于牙医评估现状，以确保治疗的成功。对于复杂的口腔状况，临床影像则有助于确认损伤类型及其病因（图2-16和图2-17）。对于组织病变，临床影像则可以辅助诊断以及与权威影像进行比较（图2-41~图2-43）。

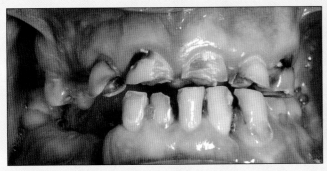

图2-16 具有多种临床问题的复杂病例。

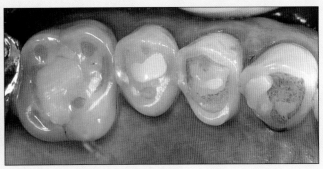

图2-17 酒精和尼古丁口香糖造成的明显牙体磨损。

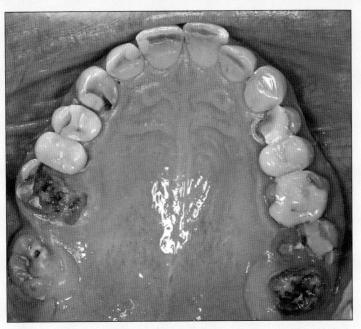

图2-18 上颌牙弓影像可以反映需评估和制订治疗计划的多个问题。

　　然而，对于大部分临床情况不复杂的患者，临床影像有助于确定治疗序列。上下颌牙弓影像对于在患者不在场的情况下评估病例至关重要，需要良好的拍摄技术拍出完整的第二磨牙或第三磨牙。图2-18中的上颌牙弓影像可以反映出牙体缺损、修复体破损和牙龈炎等临床表现。这有助于评估和考量正在进行的治疗方案，并确定最终的治疗计划。

病例展示

　　病例展示主要以患者临床影像为主，但也包括从牙医病例库中调取的其他影像。牙医可以随着时间的推移建立一个病例目录，用来帮助患者了解自己的病情和不同的治疗方法。患者通过查阅临床影像能够对自身牙齿问题理解得更加完整和深刻。

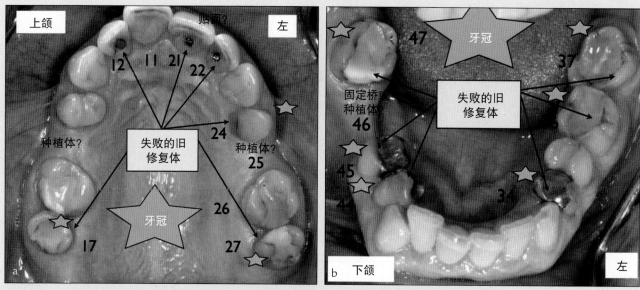

图2-19 （a和b）使用Keynote或PowerPoint为患者标注上颌和下颌牙齿影像及存在的临床问题。

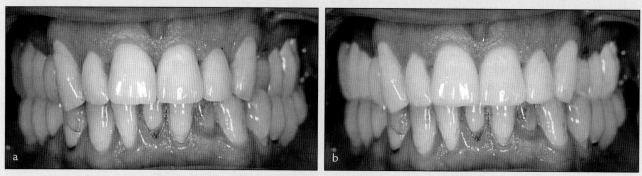

图2-20 （a）初诊正面咬合影像。（b）预期治疗结果，利用修图软件模拟上颌牙齿的颜色变化。

　　最简单的病例展示形式适用于推荐治疗方案和介绍收费项目，其中患者的临床影像用文字和符号标注，指出要治疗的牙齿和治疗方案（图2-19）。可以在Keynote或PowerPoint等软件上实现上述操作。

　　对于一些牙医来说，病例展示可以呈现预期结果，例如通过计算机对牙齿颜色或形状进行虚拟改变。然而，有一点必须当心，不要使用临床影像做出不切实际的疗效期望，这种影像有可能会被当作治疗失败的证据。图2-20显示了牙列的初诊正面咬合影像，并且显示使用Photoshop进行颜色模拟后提高了上颌牙齿亮度，可以给患者展示预期的漂白效果或冠、贴面修复效果。

医学鉴定

　　在特定情况下（如创伤和急诊），有可能需要牙医出具一份报告，概述患者的牙齿状况和治疗意见。这时需要拍摄颜面部伴牙齿损伤的临床影像。图2-21是一位年轻女性，由于事故导致上唇和面部组织损伤，左上颌中切牙的切缘及唇面

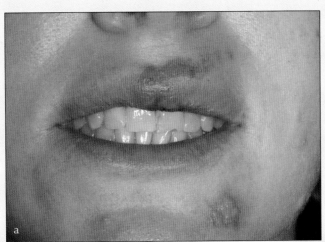

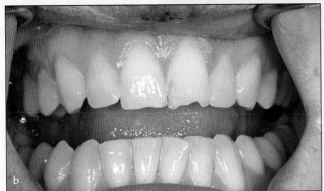
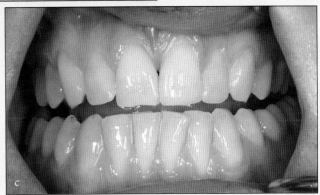

图2-21　（a和b）牙体缺损和面部损伤的记录。（c）左上颌中切牙的修复效果。

牙釉质脱落近半，患牙无明显松动及叩痛。X线片无异常表现，牙髓活力检查显示所有前牙牙髓活力正常。患者希望尽快治疗，因此使用复合树脂修复牙体缺损。建议患者复查牙髓活力，进行美学评估，对面部损伤进行复查。事故方没有提出正式索赔则不需要出具医学鉴定报告。不过，这些临床影像仍需要保留在患者的个人病历记录中，以防病情有进一步的发展变化。有时病情十分紧急，迅速拍摄临床影像对于医学鉴定报告至关重要，该报告需要概述损伤类型、损伤程度（临时或永久）和建议的治疗方法（或紧急处理方法）。

风险管理

　　牙科风险管理是一种普遍的预防措施，牙医需要将之应用于临床工作的各个方面。在诉讼越来越多的当今社会，牙医必须采取一切措施来维护自己的声誉。除了对治疗结果提出投诉的风险一直存在外，日常的医患沟通也需认真对待。要知道，不是所有的小问题，都能够得到非常积极或有成效的解决。有一些患者拒绝或推迟治疗，而另一些患者则否认他们固有的口腔状况或口腔维护质量。一些患者将牙齿问题归因于先前的牙医或者与最近无关的治疗建立因果关系。相当一部分患者对口腔疾病的病因、治疗和材料存在偏见。这些都可能破坏牙医与患

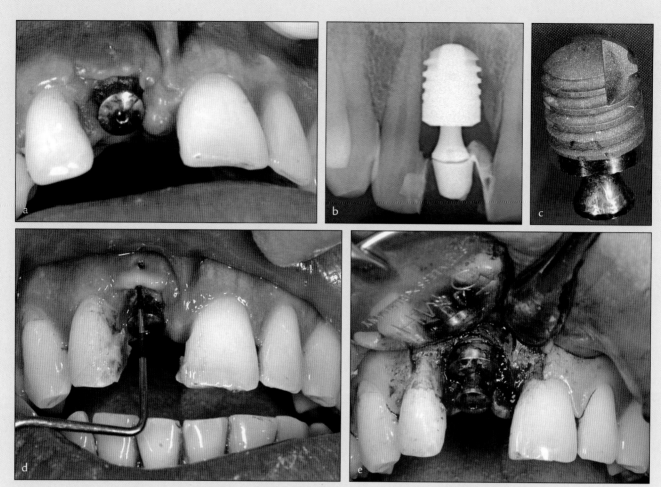

图2-22　（a~e）临床影像和X线片共同确诊了患者在另一牙科诊所的失败种植体，使患者明白移除旧种植体的必要性。

者的关系，阻碍高质量牙科治疗的顺利进行。此外，尽管许多牙医是称职的操作者，但沟通能力不足。

　　解决这些问题的最佳办法是建立长期的医患互信，然而，许多患者仍不信任牙医。大多数牙医承认，有时会尽可能避免直面这些问题，选择简单地消化掉这种压力。即使没有管理和纠正此类问题的计划，患者病历记录也应该能反映出特定的临床问题。因此，临床影像可以在一定程度上提升牙医的可信度。随着时间的推移，牙医可以将系列临床影像展示给患者，面对持续的影像证据时，患者可能会放弃或改变立场，慢慢地接受治疗结果。

　　牙医经常面临着来自标准和方法不同的牙科诊所诊治过的患者。特别是需要进行再修复或拆除旧修复体的情况，临床影像就是记录初诊状态和验证疗效的重要依据（图2-22）。

　　虽然临床影像可以清楚地显示先前的牙科治疗的不足之处，但公然批评另一位牙医既无利可图也不体面。先前牙医是在什么条件和情况下做了这项治疗未

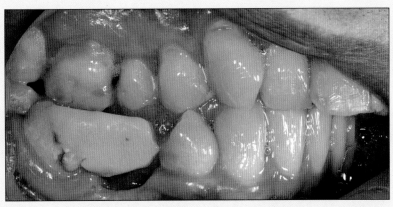

图2-23　通过临床影像评估来确定右下颌缺牙间隙的治疗方案。

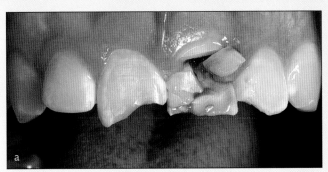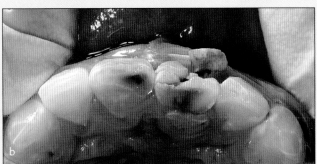

图2-24　（a和b）临床影像记录左上颌中切牙牙折，提示左上颌中切牙需要拔除。

可知，尽管牙医的治疗过失不应该被原谅，但如果能够通过再治疗来解决患者的问题，那就没必要纠结前一位牙医的过错了。通常，临床影像不需要过多评论，患者即可在没有提示的情况下认识到先前治疗的不足之处（图2-23）。当在重新治疗中要求拔牙才是最佳选择时，临床影像可以帮助患者接受这个决定（图2-24）。

　　牙科风险管理是渗透到各级实践中的一项持续性策略。例如在备洞过程中发现了牙齿裂纹，要及时摄影记录。如果牙齿在修复后出现了脓肿或牙尖折断，临床影像可以作为书面记录证据，并清楚地提示患牙的原始状态和可能的并发症（图2-25）。

　　有时患者不能够理解自己的决定对牙齿的影响。图2-26中，尽管右上颌侧切牙近中切缘有一定程度的损伤，但患者仍不放弃唇/舌环。虽然患者主观认为唇/舌环与侧切牙损伤之间无明显因果关系，但牙医需要借助临床影像做好病历记录，以防后期患者抱怨修复失败，并要求免费再修复。

　　有些患者提出的治疗要求会使牙医陷入两难的境地。例如，一位患者希望上颌的牙冠要比牙医推荐的颜色更白。如果牙医接受了这个要求，那么临床影像记录就显得非常重要，可以用来支持被患者忽视的治疗建议（图2-27）。患者对结

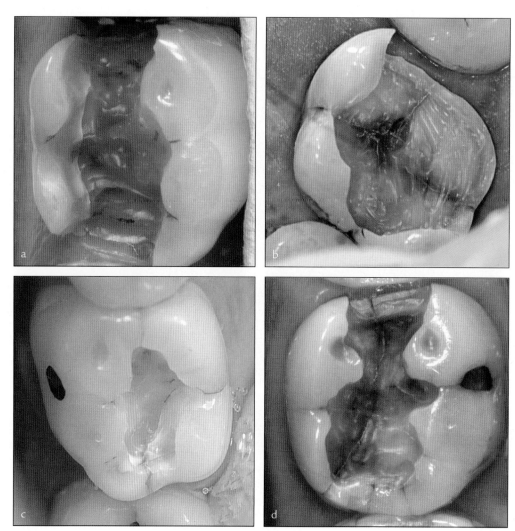

图2-25 （a~d）临床影像记录了4颗磨牙在备洞过程中发现的裂纹。每张影像显示了不同位置的裂纹和对牙齿的潜在影响。

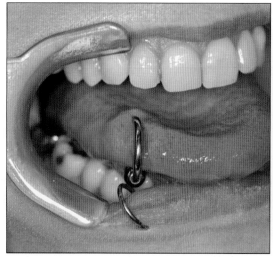

图2-26 临床影像记录了唇/舌环对牙齿的损伤。

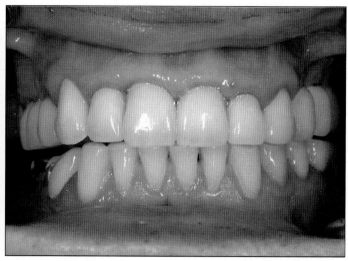

图2-27 临床影像记录了患者要求改变牙医推荐的修复体颜色，这对病历记录是有效的补充。

果比较满意，并要求将下颌进行与上颌相匹配的冠修复策略。

如今，许多非专业人士参与到了牙科纠纷中（如法院案件、保险索赔、裁决、调解等）。因此，患者的病历记录具有重要意义，而临床影像也许是最容易被理解的记录。

所有的临床影像对于风险管理都有益处，这是"一图多用"原则的受益结果。无论最初的口腔临床摄影是出于何种目的，它永远是牙科诊疗的支持证据，它的存在本身就意味着高水平的牙科治疗。

序列影像

标准化

当临床影像用来记录治疗程序、对比参照、查看进展或者按照顺序进行相互比较时，必须按照一定的规范标准摄影和调整，从而使其具有合理性和高价值。序列临床影像是在不同的就诊时间拍摄的，跨度可能长达几年，需要尽量减少客观环境的变化。标准化指的是将临床影像中的变量限制为牙科治疗引起的变化，而影像主体保持拍摄的一致性。

对于牙齿和相关组织的临床影像，标准化的实现需要保证以下摄影参数的总体一致性：

- 内容
- 相机角度、视野和方位
- 背景
- 亮度
- 对比度
- 构图
- 曝光
- 距离、焦点、景深
- 颜色
- 分辨率
- 放大与裁切
- 着装发型的一致性
- 最少的配饰和妆容

理想情况下，应该在每一张影像上做好批注，概述每阶段的口腔治疗进展，确定治疗流程。

如果治疗是在同一次或同一天进行的，那么临床影像的一致性和准确性很容易实现。治疗周期越长，保持标准化的难度将越大。有时临床影像的拍摄可能会跨越数年（图2-28），同一套摄影设备能够在一定程度上保证影像质量和可靠

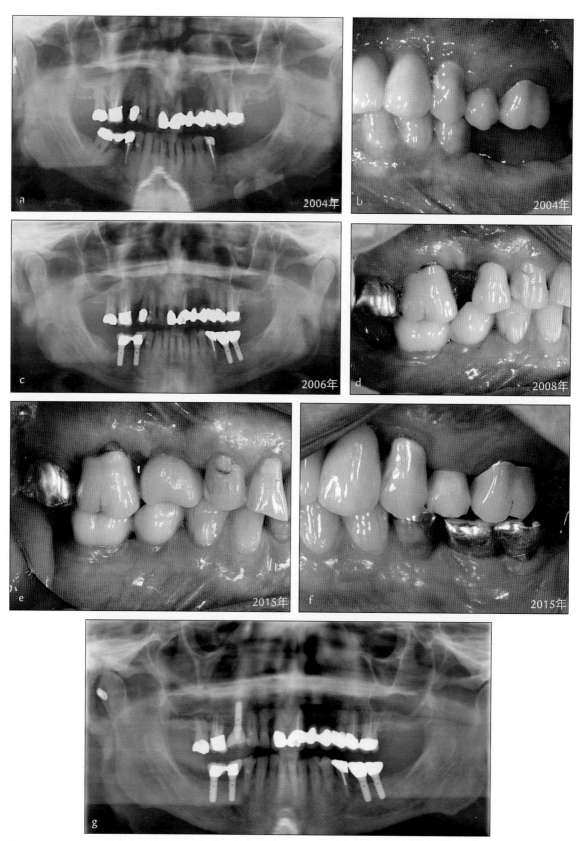

图2-28 跨越11年的病例。要想实现不同时间临床影像的一致性，需要高质量的相机和良好的拍摄技术。（a和b）2004年患者初诊时的全景X线片和左侧方咬合影像。（c）2006年全景X线片。（d）2008年右侧方咬合影像。（e~g）2015年右、左侧方咬合影像及全景X线片。

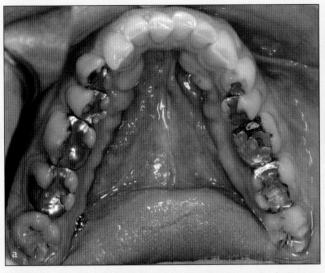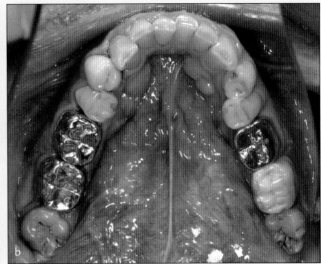

图2-29 （a和b）治疗前后的下颌牙弓影像（间隔3年）。

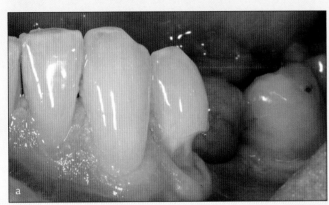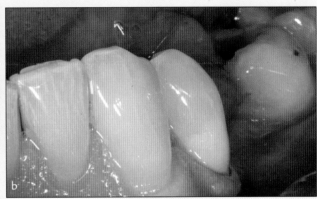

图2-30 （a和b）治疗前后的特写影像，记录下颌前磨牙颈部缺损的复合树脂修复效果。

性。另外，也离不开牙医娴熟的摄影技术和固定的摄影参数。例如，拍摄上颌牙弓影像时，让患者采取仰卧位，牙医在患者后方12点方向进行拍摄；也可以在每次拍摄特写影像时，都将牙齿放置在取景器的固定网格内，以保持摄影角度的一致性。

数码影像很容易后期处理，可以通过简单的调整来匹配标准化影像，如矫正、裁切和尺寸调整，从而优化序列影像的视觉效果，进而便于查阅者的理解。

在整个治疗过程中，拍摄单独和群组影像要把握合适的时机：

- 无论是全口重建还是简单修复，治疗前后的临床影像是诊疗过程的重要参照（图2-29和图2-30）
- 临床影像应该记录病例整个治疗过程中的每一个重要阶段（图2-31~图2-33）

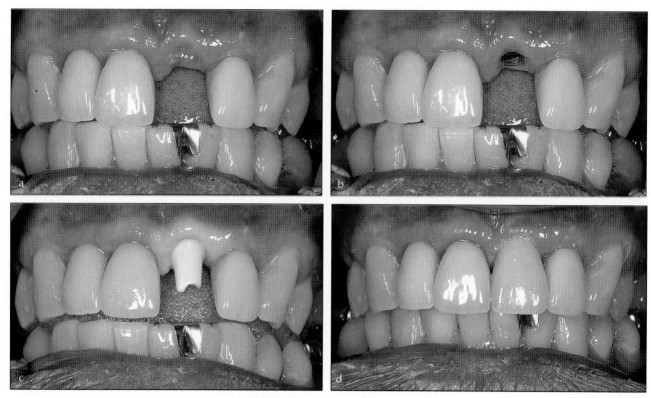

图2-31　（a~d）序列影像记录了左上颌中切牙种植修复的全过程。

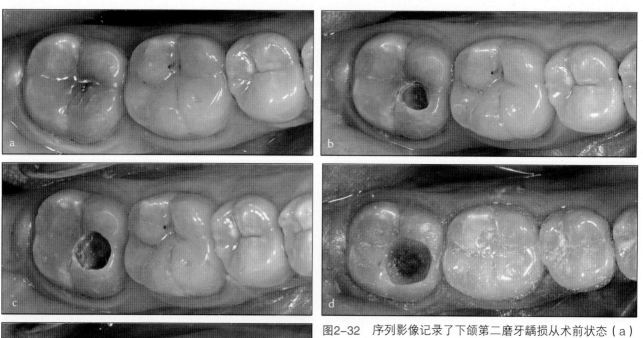

图2-32　序列影像记录了下颌第二磨牙龋损从术前状态（a）
到窝洞预备（b~d），再到充填修复（e）的全过程。

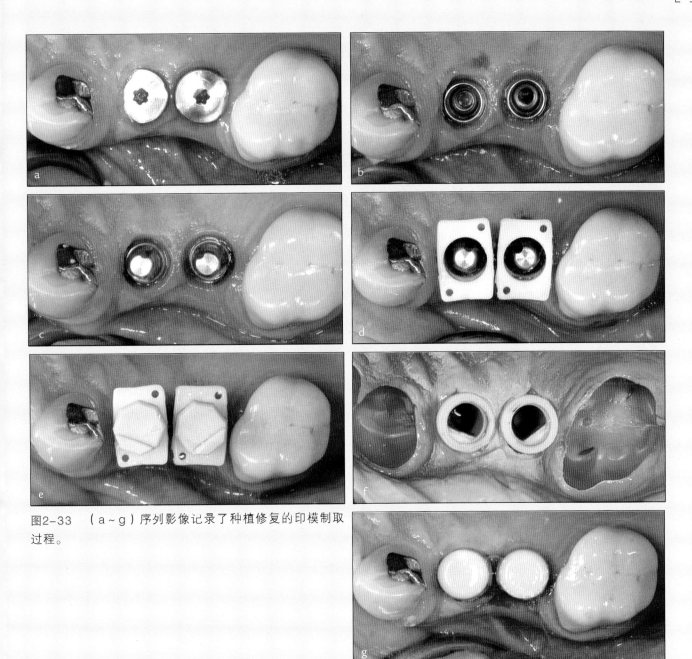

图2-33 （a~g）序列影像记录了种植修复的印模制取过程。

从本质上讲，在患者就诊过程中，牙医拍摄临床影像的机会很多。临床摄影对所有的美学病例都有益处。这些影像记录有助于：最初的诊断；材料、颜色和比例的选择；治疗后的效果评估；当患者的记忆或期望发生改变时的风险管理。

对比影像

在图2-34中，部分面部影像和前牙特写被用来记录左上颌中切牙旧牙冠的更换效果。两种影像提供了不同的病例信息。宏观视图提供了与面部和微笑有关的

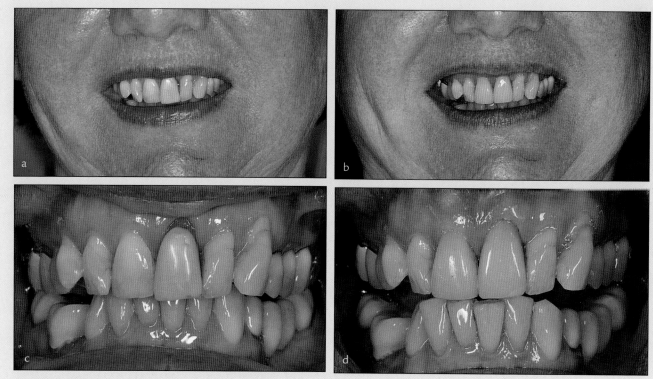

图2-34　左上颌中切牙更换旧牙冠前后的临床影像。（a和b）宏观视图展示在面部背景下的新旧牙冠。（c和d）微观视图展示在邻牙和牙龈背景下的新旧牙冠。

牙冠细节，而微观视图则提供了与邻牙和牙龈有关的牙冠细节。

　　图2-35展示了急性牙周病治疗前后的临床影像，该患者的牙周组织在刮治和家庭护理后有了明显改善。具体来讲，术后影像显示下颌中切牙附着龈有一定程度的萎缩，但与术前影像相比，当前牙周组织比较稳定、健康。角化龈移植可能是后期治疗的一种选择，但这两张临床影像已经清楚地显示了该病例的治疗变化。

　　大多数互联网上的牙齿美容前后的临床影像参考意义不大，因为没有经过稳定的临床评估。例如，两个影像可能没有保持相同的颜色平衡、照明、取景、方向、透视感、拍摄距离和清晰度。此外，也有许多欺骗性操作，例如术后在患者唇部涂口红，会使牙齿看起来更白或者让患者在术前摄影中皱眉、在术后摄影中微笑，这其实是一种摄影情感干扰，会改变受众评估牙齿变化的客观性。

　　这些瑕疵较多的口腔临床影像在网站上持续泛滥，凸显了以下问题：

- 口腔临床摄影无参考标准
- 口腔临床摄影技术培训不足
- 公众缺乏了解

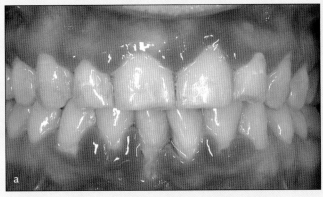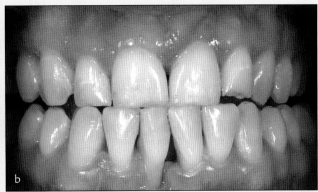

图2-35 （a和b）急性牙周病治疗前后的临床影像。

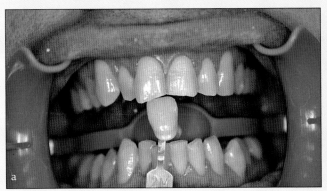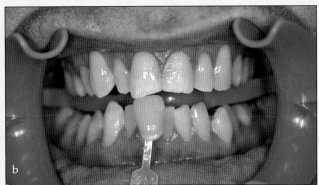

图2-36 （a和b）使用颜色一致的牵拉器和比色板拍摄治疗前后的对比影像。

对于牙齿美白病例，应该在治疗前后使用颜色一致的牵拉器和比色板，以清楚地显示治疗过程中的变化（图2-36）。从病例库中梳理一系列牙齿美白前后的临床影像，可以让患者更好地理解牙齿美白的适应证和局限性，确保他们给出合理的期望值（图2-37）。

对于正畸治疗，术前和术后的对比影像一直是治疗方案的重要组成部分。由于许多全科牙医也在治疗轻微的错殆和牙列拥挤，有必要将术前/术后影像作为治疗记录的一部分。

病程序列影像

即使是简单的修复工作，也需要序列临床影像来记录口腔基本状况、牙体预备和最终修复效果，以便于向患者展示缺损程度并确认最终修复效果（图2-38）。通常情况下，病例越复杂，记录的质量就越重要。当计划对牙列进行大范围调整时，病程序列影像应覆盖牙列重建的所有阶段。

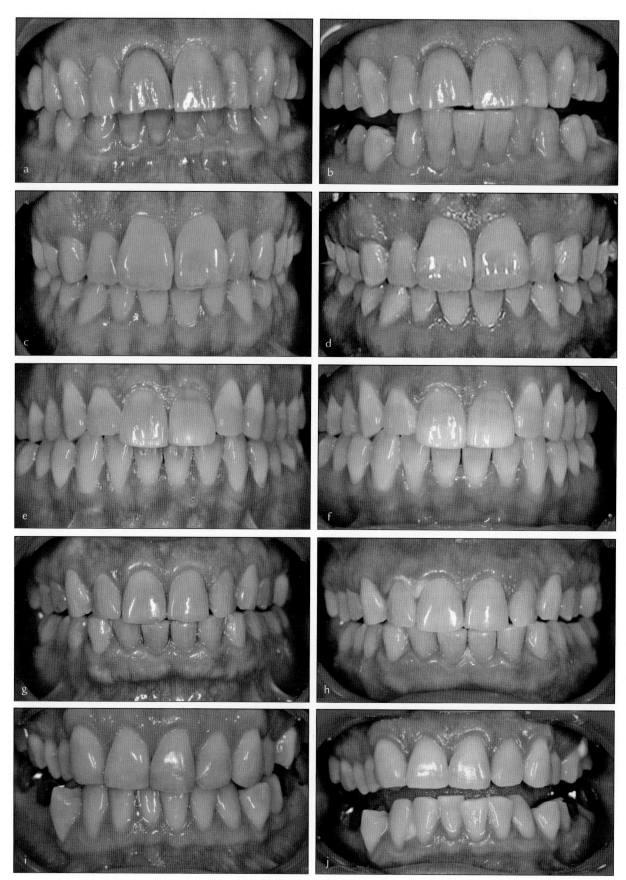

图2-37 （a~j）治疗前（左）后（右）的临床影像展示了不同的漂白结果。此类影像可以作为海报，用于患者宣教。

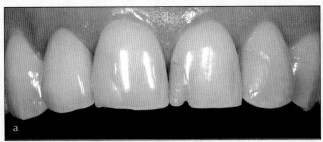
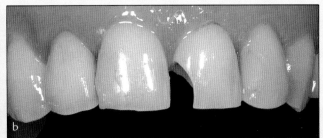
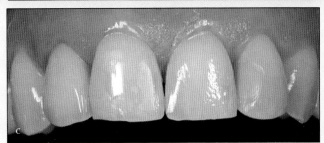

图2-38 序列影像记录了复合树脂修复过程。（a）初诊时。（b）窝洞预备后。（c）完成修复。

着色深裂隙的治疗理念

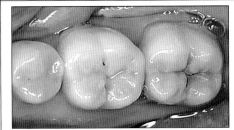

治疗前
第二前磨牙微裂纹，但较浅无着色，不需要治疗。第一磨牙有深裂隙及深着色，可能存在牙体缺损。第二磨牙有深裂隙、深着色和明显的表层下颜色变化，这往往代表着潜行性的破坏。

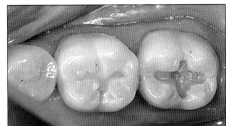

治疗中
第一磨牙的裂隙腐质用喷砂去除，最终预备范围仍局限于牙釉质中，无需局麻。第二磨牙的龋损已经进展到牙本质，这需要在局麻下通过涡轮机预备。

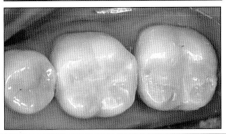

治疗后
第一磨牙用光固化流动树脂充填，第二磨牙需要在垫底的前提下用光固化复合树脂充填。

图2-39 使用序列影像来呈现着色深裂隙的基本治疗理念。

　　临床影像还可以用于建立通用影像库，以展示常见口腔问题的不同治疗方法。例如，图2-39展示了着色深裂隙的基本治疗理念，治疗方法分别是不治疗、预防性修复和标准修复。

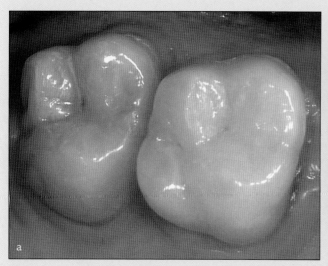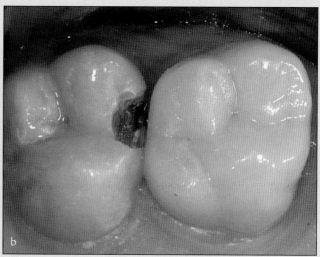

图2-40　（a和b）第二磨牙的序列影像。第二磨牙近中的灰色阴影在窝洞预备过程中被证实为深龋。

　　通常情况下，记录一个病例的序列临床步骤，比只记录治疗前后更能支持整个治疗计划，也更有意义。因为临床问题往往不是那么显而易见的，患者也可能存在疑虑，临床影像可以证实最初的诊断或带来新的发现（图2-40）。序列影像也可以帮助患者理解临床治疗过程和采用特定治疗方法的原因。如果只在治疗前后拍摄影像，那么这些信息和证据就会丢失。

质控和审查

　　临床工作中，有许多信息和记录需要反复的审查。牙椅头灯和口镜赋予牙医一个独特的口腔视野。对于定期复诊的患者，牙医完全可以持续监测牙齿以及周围软组织状况。拍摄局部的特写影像来凸显牙齿及其周围软组织的疾病或损伤，具有重要的宣教价值。按时间推移拍摄的序列特写影像有助于监测磨损、磨耗、脱矿、变色、拥挤和修复失败等情况。软组织病变，如白斑、扁平苔藓、溃疡、息肉、吸烟刺激和"黑毛舌"也可以用临床影像记录，用来以后复查对比（图2-41）。总之，临床影像有助于定期监测，以评估治疗的变化。

　　在图2-42中，上颌第一磨牙和第二前磨牙之间的肉芽肿是先前切除的病灶在同一部位的复发。这3张影像既可以达到监测的目的，也可以转诊给口腔外科医生以征求意见。

　　在图2-43中，下颌第三磨牙远中的白色病变被认为是摩擦性角化或黏膜白斑。特写影像给出了病变的清晰特写，而下颌牙弓影像则提供了口腔环境背景，这两种影像对于病变观察必不可少。

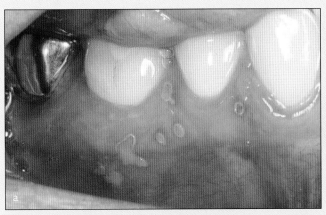
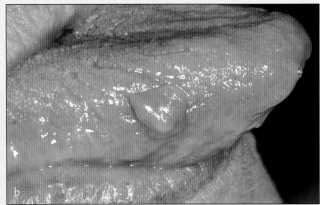
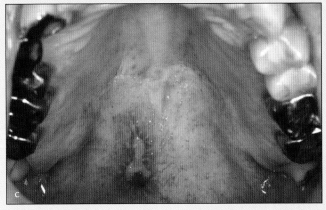
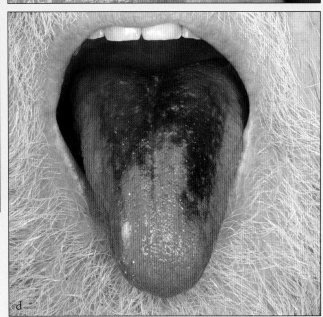

图2-41 溃疡（a）、息肉（b）、吸烟刺激（c）和"黑毛舌"（d）等软组织病变需要持续监测，以确定病变进展或解决问题的时机。

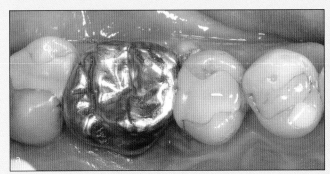
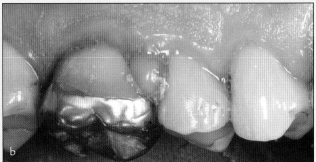
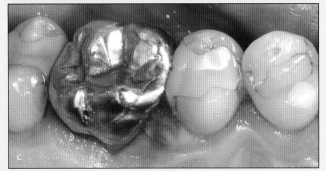

图2-42 （a~c）上颌第一磨牙和第二前磨牙之间肉芽肿的复发。12个月前，口腔外科医生切除过这个病灶，此3张不同视角的影像清楚地显示了病变程度。

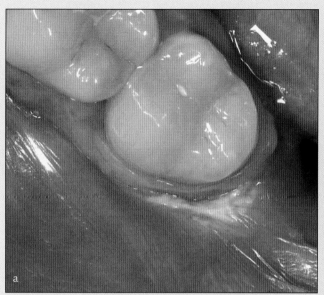
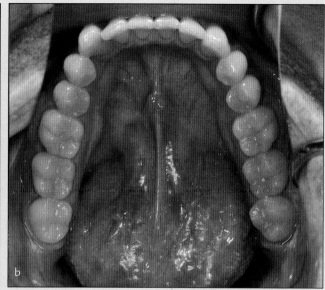

图2-43　下颌第三磨牙远中软组织变化的特写影像（a）和下颌牙弓影像（b），白色病变为摩擦性角化或黏膜白斑。

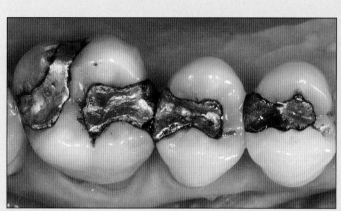

图2-44　旧银汞合金充填体的监测影像。

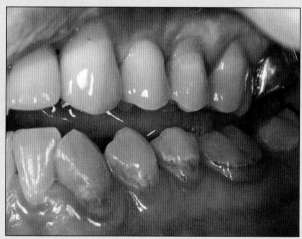

图2-45　下颌尖牙、前磨牙和磨牙颊面脱矿的监测影像。

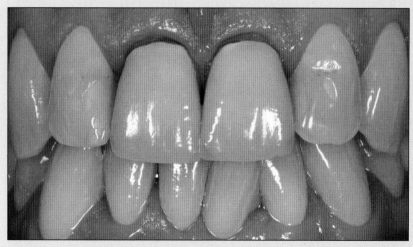

图2-46　上颌中切牙旧牙冠龈缘状态的监测影像。

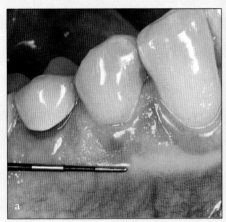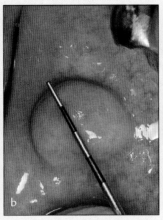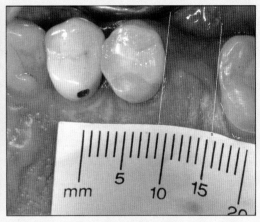

图2-47　牙周探针测量病变大小。（a）准确测量下颌第一前磨牙牙龈上的小块棕色病变。（b）颊纤维瘤的尺寸测量。

图2-48　使用有毫米刻度的胶带进行口内测量。

对于许多牙医来说，图2-44中的银汞合金充填体仍可接受，应进一步观察。在更换旧修复体的时机方面，牙科领域存在巨大分歧。患者对白色美学的需求程度往往影响着再修复的时机。一些病例会存在静止性病变。图2-45展示了下颌牙的脱矿情况，不同时间的序列影像将被用于对比监测病变的发展变化。同时，临床影像也有助于向患者展示有可能进一步缺损的位置以及描述口腔保健方法。

图2-46中，临床影像记录了上颌中切牙旧牙冠的龈缘间隙。修复体可能不需要立即更换，但临床影像在将来复查时非常有用，可以清楚地向患者展示龈缘随着时间的推移发生的变化。

测量

虽然数码影像可以准确地展示牙齿或口腔问题，但并不能描绘其真实的线性尺寸。当然，在大多数情况下，这不是临床评估的必要条件。从周围结构可以大致推断出缺损或裂纹的相对大小及其潜在影响（图2-25）。通常不需要进行实际尺寸的测量，因为涉及牙齿长度或宽度的缺损，无论是龈上还是龈下，都可以参考牙齿的比例进行比对，这对于评估损伤至关重要（图2-24）。类似地，软组织损伤的程度（如溃疡或息肉）也可以通过其与周围牙齿和牙龈组织之间的关系来判断（图2-41）。

然而，有时实际尺寸的测量会成为基础状态和病变进展的重要参考。例如，正畸和种植治疗时，模型、全景X线片和CBCT都可以提供真正的线性测量。此外，软组织损伤需要复查或转诊上级医师时，不同日期的病变实际尺寸可以提供有价值的信息。这可以通过在病变上方或附近放置牙周探针来实现（图2-47）。也可以使用有毫米刻度的胶带进行口内测量（图2-48），但一般来说，胶带更适合用来测量口外和较大物体。

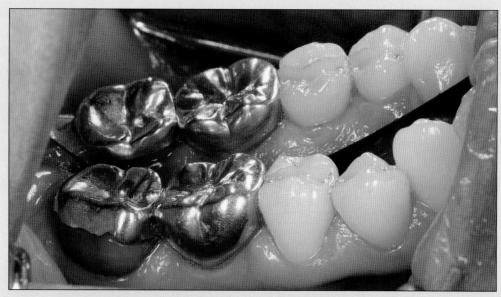

图2-49　戴牙25年后的贵金属全冠影像，可以记录颊舌侧边缘。

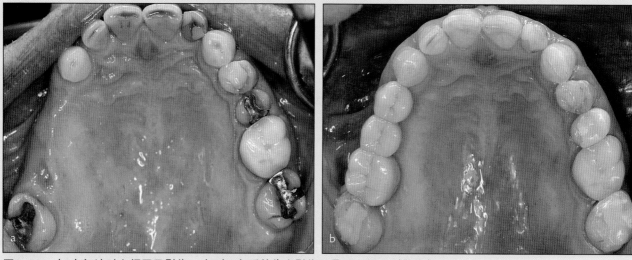

图2-50　（a）初诊时上颌牙弓影像。（b）5年后的临床影像记录了上颌牙列的修复历程，反映出牙医与患者建立了长期的信任关系，提供了优质的口腔治疗。

自我完善

　　每天紧张的日程安排、时间限制带来的压力以及有限的工作条件，让大多数牙医几乎没有时间评估和反思每一个病例。临床影像的价值就在于，无论是与患者一起查看还是牙医单独查阅，都不是侵入性操作。这允许牙医对自己的工作进行更为批判、客观和无压力的审查与反思。放大的影像通常会凸显一些在治疗过程中无法理解的问题，有助于构思和优化未来的治疗方案与技术。

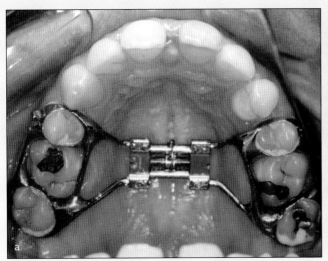 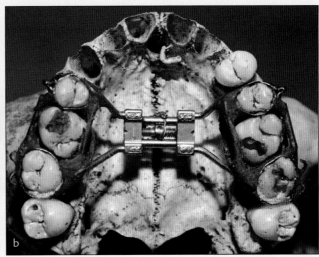

图2-51 （a和b）用于法医学鉴定的临床影像。

此外，牙医往往无法及时感知自己多年来掌握的技能和专业知识。临床影像则可以在漫长的岁月里不断提醒牙医，在健康、功能和美学方面，已经为患者做了多少努力，获得了怎样的成功。

大多数牙医在一个孤立的环境中工作，高质量的临床影像可以向同行展示一系列的临床技能和临床案例。作为学习、合作或教学的一部分，互联网为专业互动提供了媒介和舞台，其中临床影像和X线片是至关重要的组成部分。

患者和牙医之间的关系通常会持续很多年，包括高密度的治疗阶段和持续的维护阶段。许多患者都会忘记牙医是他们从忽视牙齿过渡到关注口腔健康的"领航人"。向患者展示最终的治疗效果或各个治疗阶段的临床影像也是保证医患长期合作成功的一种重要方式（图2-49和图2-50）。

研究

大多数科学研究是在大学或医院环境下进行的，然而牙科临床研究并没有得到医学院或牙科专业的推动或高度重视。客观性、一致性以及可验证性的缺乏，限制了临床研究的范围，而这种缺陷在一定程度上可以通过高质量临床影像来补偿。

法医学服务

法医学领域不是牙科的一个普通分支，通常有专门的法医学摄影师在警察局和司法系统进行相关工作。然而，牙科鉴定在法医学服务中起着重要作用。所有的牙科记录都是潜在有价值的法医学证据，高质量的临床影像有助于早期分辨和快速识别死者。在图2-51中，正畸临床影像有助于快速确认死者身份。

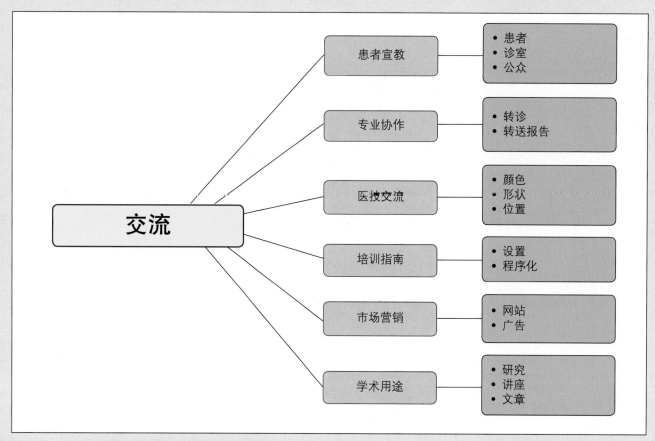

图2-52 口腔临床摄影在促进交流方面的多种用途。

交流

牙医是一种互动职业，临床影像可用于以下方面（图2-52）：

- 患者宣教
- 专业协作
- 医技交流
- 培训指南
- 市场营销
- 学术用途

虽然口腔临床摄影的最初目标是临床记录，但"一图多用"的概念鼓励牙医对关键影像进行扩大应用，而不需要额外拍摄。

患者宣教

鉴于当今信息传播的巨大能量，牙科诊所的潜在患者可能来自比以往任何时

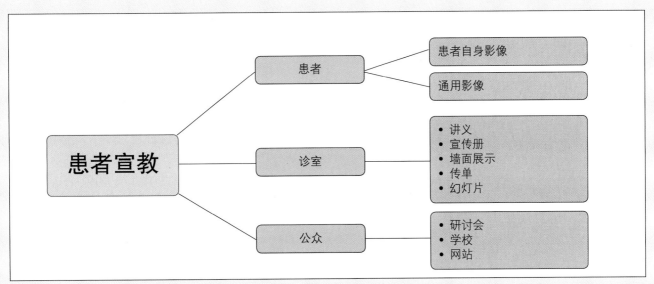

图2-53 患者宣教可以先从患者个人开始，过渡到诊室，最后进行公众宣教。

候都更广泛的公众群体。无论是用于患者、诊所的患者群体，还是广大的公众群体，临床影像在患者宣教中都起着关键性的作用（图2-53）。在个人层面，患者宣教通常从患者自身临床记录中选取影像或者使用一些通用影像（购买的外部病例库或库存牙科影像）。针对牙科诊所的宣教材料包括：

- 纸质材料：通讯稿、讲义、宣传册、墙面展示、海报、传单
- 数字化材料：幻灯片和视频
- 诊所网站：菜单信息、互动方法、图片展示和视频

这些材料可以使用牙科诊所中拍摄的影像或购买的商业图片制作。而公众宣教（不同于营销）最有可能通过研讨会、学校和网站开展。

现在的患者在治疗意见方面并不只是简单地听从牙医，他们通过其他人的经历、互联网和社交媒体获得了关于牙科的各种知识。现在的牙医也不能只简单地告知患者进行某种治疗，最终的决定往往需要协商一致。传统的患者宣教方法（如纸质材料、口头/文字解释、通用影像、图表、X线片、模型等）常常不受重视，要么是因为它们不容易理解，要么是因为它们不被认为与患者个人的情况有关。通过临床摄影可以绕过这些障碍，因为影像是患者自己的，它本身也是一种被受众熟悉和理解的媒介。

大多数人喜欢被拍摄，喜欢这种特殊的即刻体验感。临床摄影的即时性和个性化不容忽视。在临床工作中，影像可以无创地快速拍摄，几乎不需要额外费用，有助于打破信息传递和医患沟通的障碍。毫无疑问，临床影像和文字配合使用比单独的文字解释更有效。

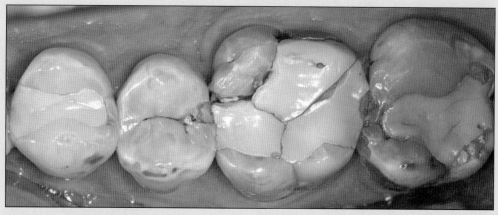

图2-54　口内影像对于患者了解自身口腔状况非常有价值。患者通常不了解自己的口腔健康状态。没有疼痛和不适并不代表口腔健康。

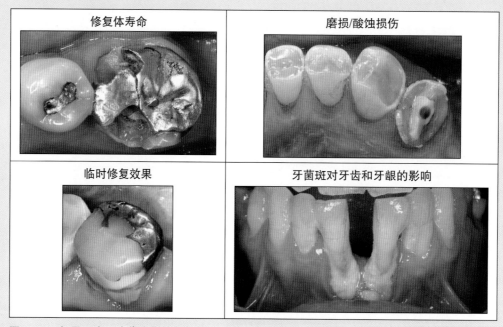

图2-55　如果一张口内临床影像能够反映问题，在此基础上的解释就会产生更好的效果。

　　牙科患者通常都能够自觉注意到其前牙的外观变化、能够描述牙齿不适的症状。然而，他们通常无法了解整个口腔健康状态，尤其是后牙区。患者通常认为：没有疼痛和不适就代表牙齿健康。当牙医把患者自身的临床影像呈现给他们并清楚地显示出缺损或疾病时，患者的看法就会发生变化（图2-54）。

　　用于患者宣教的临床影像可以从初诊时拍摄的标准影像或特写影像中挑选。拍摄额外的影像很容易获得知情同意，因为，这是属于升级患者信息库的简单操作。"我想让你看看我能看到什么"这句善意的沟通，为临床摄影创造了机会。有针对性的临床影像能够提示患者自身没有发现的问题、确认临床诊断、确定治疗方式以及获得患者对牙医理念和方法的认可。如果能用患者自身临床影像来说明问题，那么类似修复体寿命、临时修复效果、磨损/酸蚀损伤以及牙菌斑对牙齿和牙龈的影响等解释将更容易被患者理解（图2-55）。

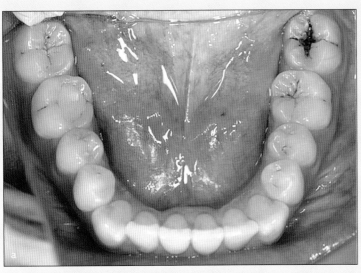
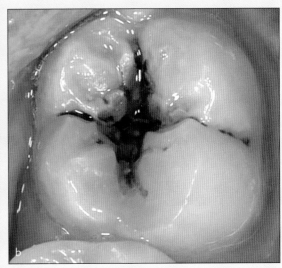

图2-56　背景和对比是患者理解临床影像的重要参考。背景就是口腔环境，对比就是与邻近组织的区别。这些信息只能在完整的牙弓影像（a）中显示，而无法在特写细节（b）中提供。

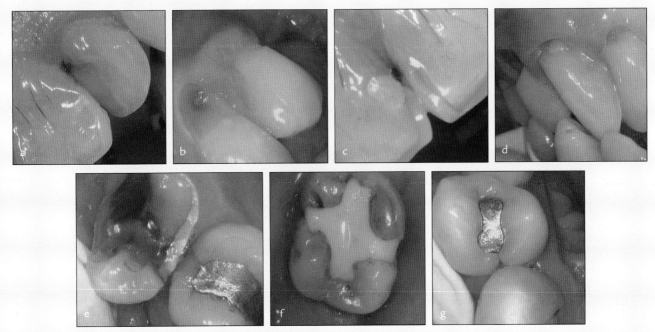

图2-57　（a~g）口腔内窥镜拍摄的初诊影像。

背景和对比

　　背景是口腔临床摄影的大环境，有了高质量的全牙弓或象限影像，患者可以更客观地评估牙齿及整个口腔状况。对比可以显示相关对象之间的区别，通常是将正常与异常、修复与未修复相对比。对于患者来说，通过此类影像可以轻易地将口内局部情况与其余组织对比联系起来（如一颗缺损的牙齿与一颗完整的牙齿）（图2-56）。

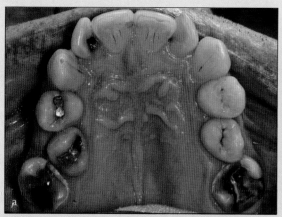
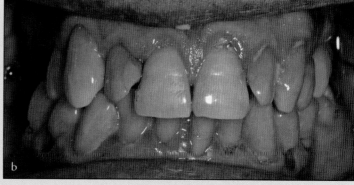

图2-58 （a~c）标准全牙弓影像和正面咬合影像。请注意，这与图2-57是同一位患者。

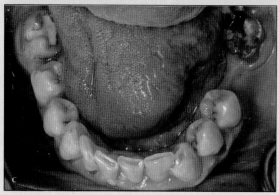

口腔内窥镜使用方便，但影像往往失真、分辨率差、颜色不平衡。图2-57展示了用口腔内窥镜拍摄的一系列影像，图2-58展示了对同一位患者使用数码相机拍摄的标准全牙弓影像和正面咬合影像。来自口腔内窥镜的影像混乱，一致性欠佳。虽然口腔专业人士能够轻易地理解不同影像之间的联系，但患者理解起来比较困难。口内影像如果不进行背景对比，患者就不容易理解自身的牙齿状况。

当患者的全牙弓影像显示在屏幕上时，患者能够识别出自己的口腔影像，进而发现问题，定性和量化差异性。通过背景对比和全牙弓影像的初步解读，然后对特定区域进行放大，有助于患者了解自己的口腔基本情况（图2-59和图2-60）。有些牙齿没有症状，X线片也无法确诊，但牙医可以确信已经存在明显的邻面龋。将龋坏组织完全去除与微创原则的平衡也是一个挑战。窝洞预备前和预备过程中的影像显示龋损扩展到牙本质以内，这些影像能够凸显牙医的技能和经验，也是无可挑剔的风险管理工具（图2-61）。

临床影像在治疗过程中的一个特殊价值是确认在初诊中发现患者意料之外的牙齿问题。例如，在预备邻面窝洞时，经常会发现在X线片上都无法发现的邻面

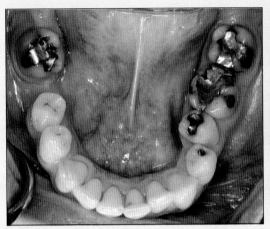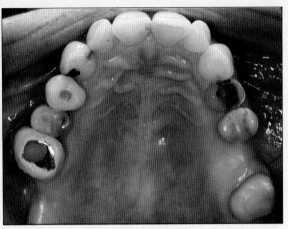

图2-59　左右下颌后牙区有明显多个修复体。未充填修复的牙齿与修复后的牙齿形成对比；同时，右侧第二磨牙前移导致的间隙缩小可以与对侧对比。

图2-60　左上颌第一前磨牙的缺损很可能与第二前磨牙后面的缺失牙有关。右上颌第二前磨牙上的修复失败可能与第一前磨牙和磨牙上的冠有关。

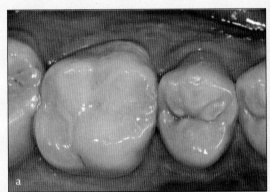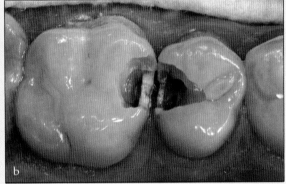

图2-61　上颌第二前磨牙和第一磨牙的完整牙釉质表面（a）掩盖了邻面龋（b）。

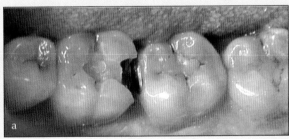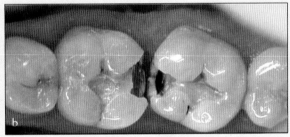

图2-62　下颌第一磨牙远中窝洞预备过程中，发现了下颌第二磨牙的近中邻面龋。（a）在下颌第二磨牙近中邻面发现新的龋损后，拍摄初始影像。（b）后续影像证实龋损已明显累及牙本质。请注意，这些特写影像的拍摄角度不同，有利于识别变化。

龋。对患者进行额外的修复和收取额外的费用往往会遭到患者抵触。如果在治疗期间拍摄临床影像则可以快速消除患者的疑虑，并推动牙医在修复原缺损的同时立即解决新发现的问题（图2-62）。

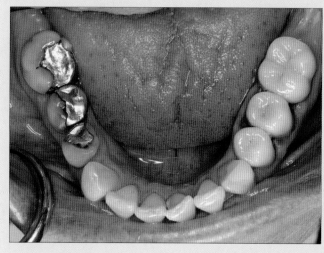

图2-63　左下颌冠修复时，显示患者右下颌失败的银汞合金充填体。这有助于右下颌前磨牙和磨牙长期治疗计划的确定。

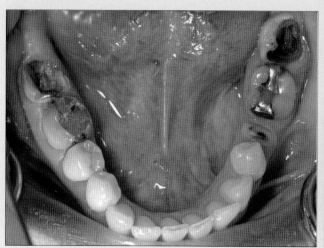

图2-64　临床影像可以帮助患者理解长期忽视的口腔问题。

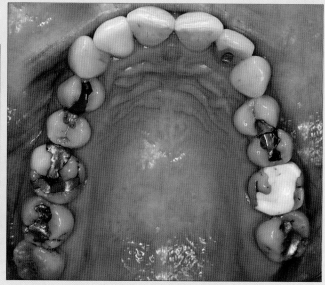

图2-65　上颌第一磨牙不规范的修复（多种材料拼凑）。

对于许多患者来说，使用即时影像有助于展示治疗过程和治疗效果。图2-63中，患者左下颌第一前磨牙、第二前磨牙和第一磨牙均采用了烤瓷冠修复。通过修复侧与未修复侧的影像对比可以展示已完成工作的价值，并鼓励患者继续进行后续治疗。通常这种对比会促使患者立即进入下一阶段治疗，原本患者可能会需要更长的考虑时间。

缺乏定期口腔维护的患者（图2-64），总是不主动寻求口腔治疗（图2-65），临床影像可以帮助他们重新树立就诊态度。此外，许多出生在第二次世界大战后"婴儿潮"时期的患者都有明显的牙列缺损，他们期望更长的寿命、追求更高的生活质量，包括注重牙齿美观和咀嚼能力。临床影像能够帮助他们认识到目前的口腔护理是失败的，如果不想在未来健康和收入都不允许的情况下拔牙

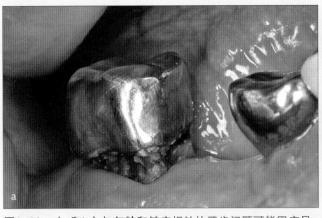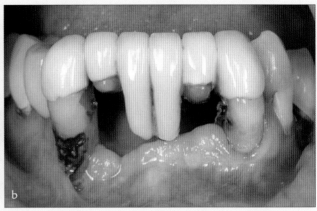

图2-66　（a和b）与年龄和健康相关的牙齿问题可能因痴呆、糖尿病、口干症、酒精和药物滥用而加剧。

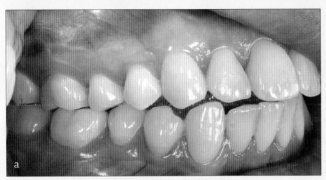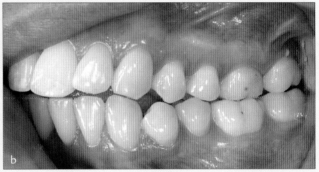

图2-67　（a和b）这些转诊影像说明正畸后存在的一些问题，即患者只有第二磨牙存在咬合接触。 患者有紧咬牙和耳区不适，转颞下颌关节专家进行评估。

再治疗，那么现在就需要及时进行口腔保健治疗。

如今，人类的寿命更长了，90多岁的患者仍有可能去诊所就诊。由于高龄和药物因素，以及身心健康、收入状况和身体灵活程度的改变，可能会影响他们的口腔环境和家庭口腔护理方式，从而导致龋齿和牙周病的恶化。临床影像可以帮助护理人员和家人了解这些问题，并有助于防止口腔疾病快速恶化（图2-66）。

专业协作

临床影像可以提供更多转诊细节。对于专家转诊，临床影像可以快速阐明病情，避免混淆和误导（图2-67～图2-69）。临床影像还可以为文本报告增加专业性，特别是在法医学需要明确的证据和意见时。

在转诊给牙周医生之前，口腔卫生士通常会对患者进行多次预约，以完成刮治、口腔卫生指导和牙周评估，并确定初始问题是否得到解决。在转诊记录中附加临床影像有助于牙周医生确定治疗方案（图2-70和图2-71）。

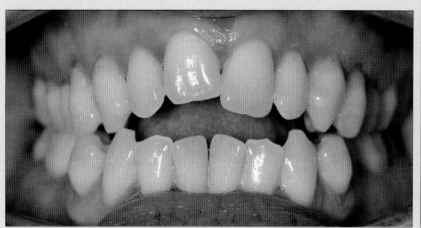

图2-68　患者前牙开𬌗，转诊至正畸医生。

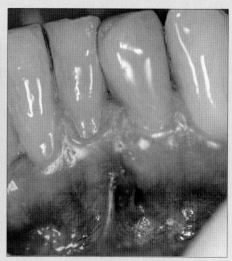

图2-69　患者被转诊至口腔外科医生，以确诊不寻常的色素内陷症状。

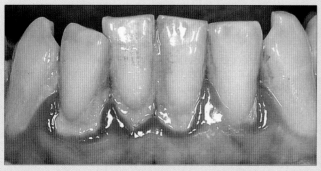

图2-70　初诊临床影像对于牙周医生评估患者牙周状况的作用非常大。

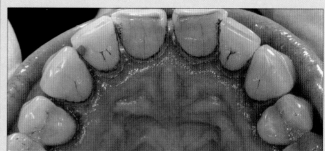

图2-71　上颌牙列腭侧存在广泛的牙周渗出物。

医技交流

　　临床影像对有效的医技交流至关重要。现在许多牙医都会购买摄影设备，在治疗过程中拍摄一张影像可以为技师完美地呈现牙齿和周围软组织结构特点，从而解决医技交流问题。事实上，临床影像在显示牙齿特征和解剖结构方面优势明显（图2-72）。

　　临床影像的一个更复杂的用途是比色。鉴于不同相机的色彩参数略有不同，显示器和打印机的色彩再现也有所不同，因此需要对口腔诊室和技工室的摄影和计算机设备进行例行校准，以确保准确度。每张影像都需要以RAW格式拍摄，同时在面部附近放置一张灰卡，以便后期在修图软件（如Adobe Photoshop）中正确调整白平衡（图2-73）。值得注意的是，拍摄完成后相机显示屏上的影像是由相机自动调整过的JPEG影像，而不是牙齿的实际颜色。另外，诊室和技工室中不同的环境、光照条件也会影响显示效果。

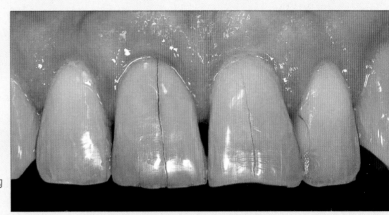

图2-72 临床影像在记录牙齿的特征和解剖结构方面更加准确。

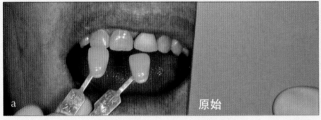
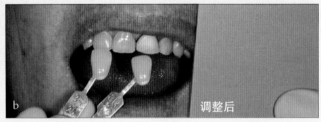

图2-73 使用灰卡和修图软件有助于准确比色：（a）原始影像，（b）调整后的影像。

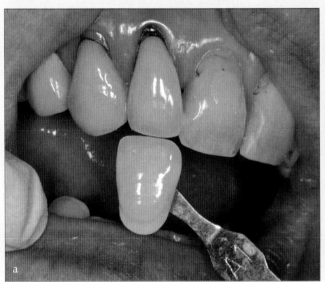
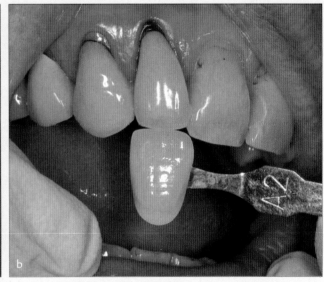

图2-74 （a和b）在自身牙齿对照下拍摄比色板进行比色，是向技师传递比色信息的有效手段。

另外，当临床影像用于相对颜色对比，而不是绝对颜色定义时，会非常有用。临床影像可以帮助牙医记录牙齿比色信息、牙齿形态和个性化特征。这种操作简便易行，通常不需要特殊的软件、硬件处理。一定要确保临床影像中包含比色片型号和相关描述，这既可以向技师准确传递比色信息，又可以作为重要的临床记录资料（图2-74）。

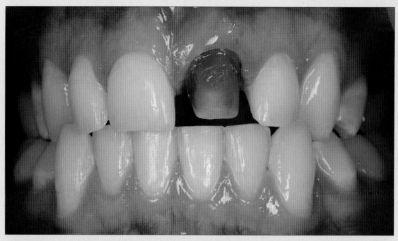

图2-75　牙体预备后基牙颜色过深，必须遮色来确保最终牙冠修复的成功。这张影像可以帮助技师和牙医选择合适的材料与方法来遮色。

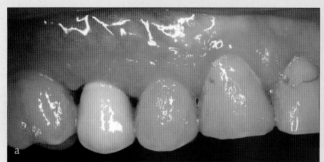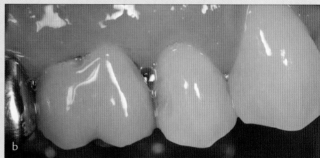

图2-76　（a和b）当新牙冠颜色不匹配、需要调整时，一张临床影像有助于指导技师解决这个问题。

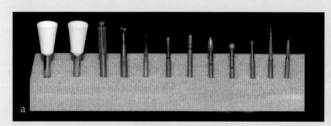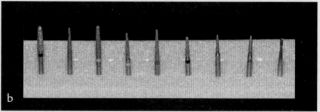

图2-77　复合树脂（a）和牙冠（b）的打磨抛光车针。

当计划对需要遮色的牙齿进行牙冠修复时，一张临床影像会提醒技师尽早考虑到这一点，而不是到了烧结这一步才试图遮色（图2-75）。

相机可以记录间接修复体的比色错误。这种差异在一张高质量临床影像中是非常明显的，这有助于技师接受颜色不匹配、需要调整的事实（图2-76）。

培训指南

临床影像对于员工培训也很重要。每位牙医都有自己独特的治疗方法或操

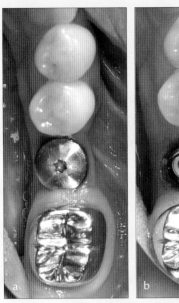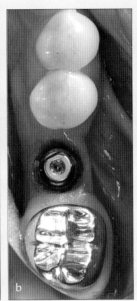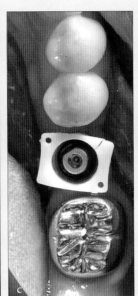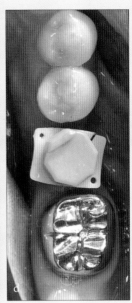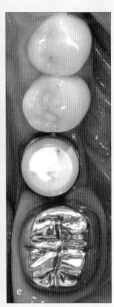

图2-78 （a~e）种植基台印模的制取顺序。

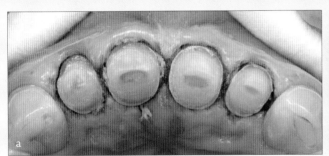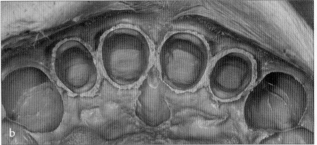

图2-79 牙体预备后，排龈线（a）和印模（b）的临床影像可以作为培训新员工的技术指南。

作器械。临床影像展示可以帮助新员工记住这些事项。例如，用于复合树脂和牙冠的打磨抛光车针通过影像展示以供参考（图2-77）。种植基台印模的制取顺序展示也很有意义，特别是在使用多个不同种植体系统时（图2-78）。对于新员工，临床影像可以给出所有修复工作的实践标准，作为培训技术指南使用（图2-79）。

市场营销

市场营销主要包括诊所的广告宣传和牙医的技能展示，目的是从潜在患者或公众那里争取新的业务（最终获得收入）。针对潜在患者的营销需要让患者了解牙科诊所的执业范围和专业水平，这种内部营销也具备宣教性质。对公众的外部营销更多的是一种商业冒险，是典型的大众营销策略。营销可以通过各种类型的媒介（包括医疗网站等）传播信息，吸引公众的注意。

临床影像通常是所有营销形式都不可或缺的一部分，可以直接使用商用影像，也可以由牙医在诊室拍摄。使用临床影像进行外部营销是跨出患者病历记录和宣教等标准用途的重要一步。虽然营销是牙科影像的有效应用，但不应成为牙医工作的重点。如果摄影的目的是营销而不是宣教，就不应被视为临床摄影，延伸到时尚摄影范围的课程应明确区分这两种方式。肖像照或时装照需要额外的技能和辅助照明，通常需要牙科诊室以外的特殊设施。

术前和术后影像可以用来向患者展示牙医的技能和患者的改变。然而，应该有一个通用的指导方针来规范临床影像在营销中的展示方式。从摄影的角度来看，两张影像应该在内容、参照物、角度、背景、曝光、照明和对比度方面都保持相似。对于患者来说，姿势、衣着、发型和妆容应保持一致，而首饰等配饰应尽量减少。

使用推荐的相机系统和标准拍摄方法可以获得令人满意的营销材料，在保留临床记录的真实性和有效性的同时，展示出与公众健康服务相匹配的专业水平。

学术用途

现代牙科教育者需要掌握各种呈现技巧和多媒体技术。无论是讲座还是在出版物中，讲师都可以通过使用视觉资料（如临床影像）来加强展示效果，但需要确保临床影像的时效性、相关性和高质量。在研究生教育中，临床影像和演讲技巧的标准更高，通常要求讲师对讲座主题具有丰富的技能和经验。附录D全面阐述了这部分内容。

特殊考量

儿童患者

许多儿童喜欢被牙医检查牙齿。但对于5岁以下的儿童，临床摄影可能仅限于口外。对于儿童患者，有时候只能粗略地检查牙齿。此外，儿童的影像可以是有趣的，不一定要求有较高临床价值（图2-80），它们可以诱导儿童在牙科环境中保持舒适状态。这些影像可以发给家长，最终作为儿童在学校"演讲"时的辅助工具。通过这种方式，会促使更多的人愿意接受定期牙科检查和预防性诊疗。

当恒牙开始萌出时，儿童应该很好地融入牙科治疗中，能够接受口腔检查和部分预防工作。在这个阶段可以拍摄一些临床影像，拍摄过程中要使用匹配儿童口腔大小的全牙弓反光板。

儿童经常出现蛀牙（图2-81），但许多家长不知道食物的含糖量。家长需要意识到：饮食控制、牙齿监测和良好的家庭口腔护理都是保持牙齿健康所必需的。牙医向家长解释儿童的乳牙龋齿或新长出的第一磨牙是很困难的，特别是对那些为养育技能和饮食选择感到自豪的家长。试图通过口述向家长说明儿童口腔中的龋齿病变往往收效甚微。这种情况下，临床影像通常可以说服家长承担责

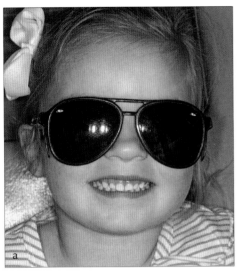

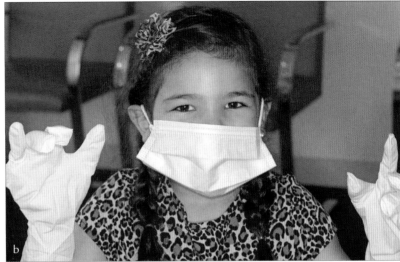

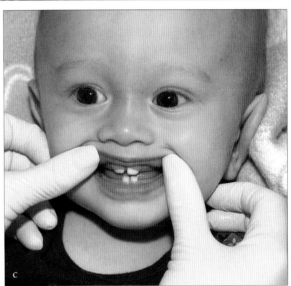

图2-80 （a~c）儿童影像可用来补充介绍牙科诊所的工作内容。

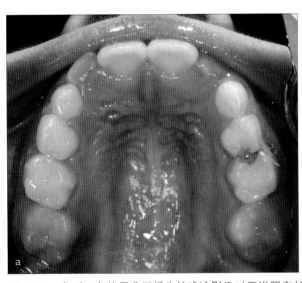

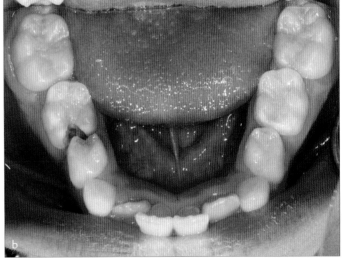

图2-81 （a和b）使用乳牙龋齿的确诊影像对于说服家长改善儿童饮食非常重要。

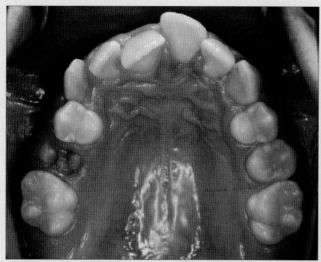

图2-82 用于正畸监测的临床影像。

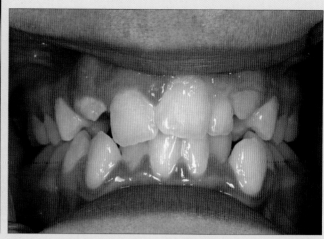

图2-83 正面咬合影像可用于监测混合牙列的拥挤和咬合问题。

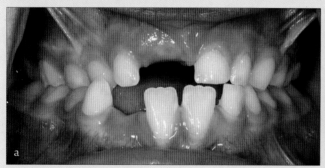
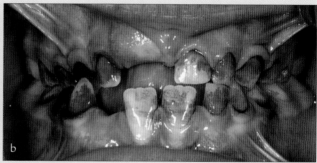

图2-84 （a和b）牙菌斑指示剂的使用效果展示，有助于家长和儿童了解家庭口腔护理的重要性，这些影像还可以作为口腔状况的记录。

任。牙医的任务是向家长和儿童灌输良好的预防措施并及时修复缺损牙齿。由于乳牙终将被恒牙替换，有些家长可能会自动忽略乳牙的缺损。临床影像和放射影像则有助于传递乳牙自然脱落前应保持健康这一理念。

临床影像有助于向家长和儿童解释恒磨牙预防性修复的价值。此外，在转诊或治疗前，可以通过临床影像代替模型进行正畸监测（图2-82和图2-83）。

对于儿童和青少年，使用牙菌斑指示剂有助于评估刷牙质量和牙菌斑面积。刷牙前后牙菌斑指示剂的临床影像具有宣教意义，也可以作为口腔状况的记录（图2-84）。虽然让患者拿着一面镜子观察口腔情况是家庭口腔护理的标准教育方法，但临床影像更有助于凸显问题。当孩子们进行回访时，可以将新的牙菌斑指示影像与之前的影像进行比较。

专栏2-1	口腔临床摄影的禁忌证		
生理	**心理**		**经济**
• 敏感的咽反射 • 张口受限	• 恐惧和不安 • 不情愿和拒绝 • 隐私		• 费用考虑

禁忌证

口腔临床摄影通常有生理、心理或经济方面的禁忌证（专栏2-1），拍摄时务必获得患者的理解和配合。

如果患者有生理上的限制，如敏感的咽反射或张口受限，建议使用局部反光板代替全牙弓反光板。

拒绝接受有关其牙齿真实状况的患者可能会试图阻止临床影像的拍摄，有时潜在原因是未知的。

诊室中拍摄的临床影像以及相关的临床记录，很少会引起隐私问题。但如果将其用于公共场合，尤其是会显示患者面部，则必须获得患者本人的书面同意。

许多牙医不单独收取临床摄影的费用，而是将其作为整套临床记录的一部分，费用则计入其他记录（如检查费和X线片）的费用中，这在一定程度上克服了口腔临床摄影的收费阻碍。此外，患者宣教和治疗的进行可以让临床摄影的价值逐步被接受，患者不会因为临床摄影收费而拒绝治疗（见第7章）。

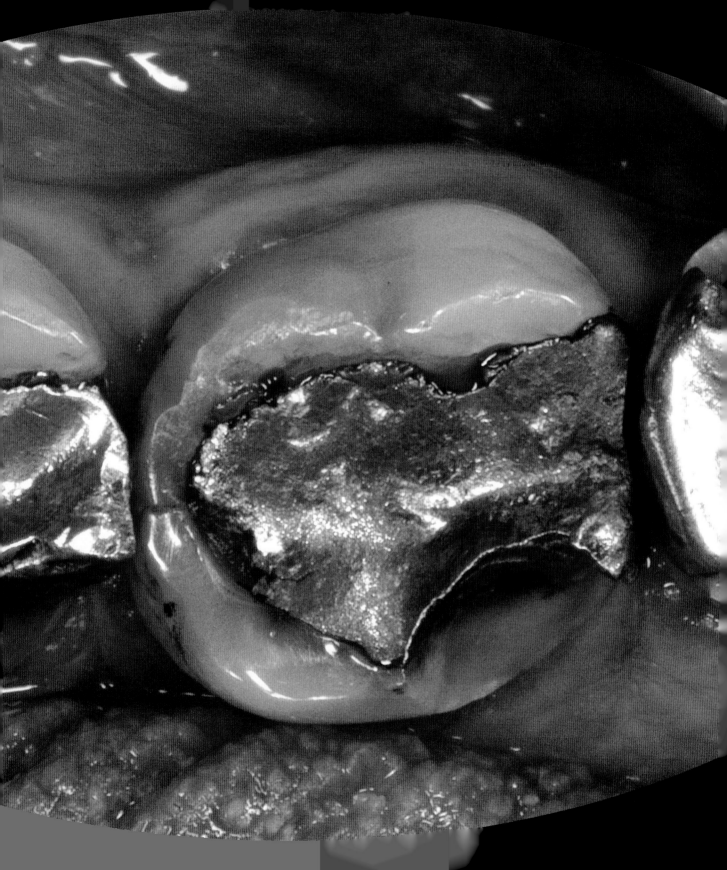

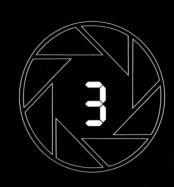

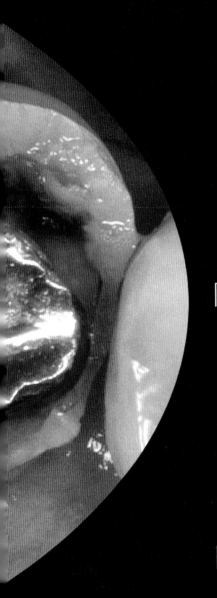

摄影的原理
Principles of Photography

手持微距摄影

口腔临床摄影是手持微距摄影的一种专门形式，其放大倍率介于1：10和2：1之间（专栏3-1），这与微距摄影的要求是一致的。传统摄影中放大倍率的一致性和准确性主要依赖于胶片相机和标准化35mm胶片。在现代数码相机中，放大倍率可以通过传感器的焦距转换率调整。换言之，现在几乎不需要关心使用哪款终端产品，因为可以在不损失分辨率的情况下获得符合预期的临床影像。

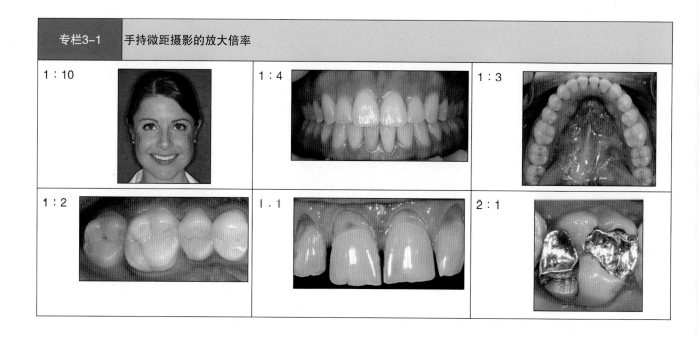

以1∶10比例拍摄的面部影像可以通过放大和焦距转换，获得1∶3比例的微笑影像和1∶1比例的特写影像，而且没有细节的丢失（图3-1）。新影像可以与原始面部影像分开保存。这是"一图多用"原则的进一步应用。所要求的只是使用现代化的数码相机和运用卓越的摄影技术。

影像的主要特征

影像是由落在感光介质上的光产生的。在胶片时代，介质是光化学表面；如今，介质是光电传感器，收集数字信息并将其传送到存储卡上。所有的摄影都是关于光的艺术。进行口腔临床摄影时，有5个核心要素需要考虑（图3-2）：

- 技术：相机系统
- 构图：构建主体框架
- 曝光：足够的光线捕捉
- 清晰度：主体位于焦点
- 色彩平衡：确保肤色和牙齿颜色的正确再现

本章将具体讨论这些要素。

现代数码相机是精密的技术集合体。临床摄影的目的是产生可预测性和一致性的高质量影像。这只有在高配置、多功能且适合手持微距摄影的数码相机中才可能实现。卓越的摄影技术和特定领域的拍摄要求存在着微妙的平衡。

构图事关主体——摄影师选择把什么放置在影像的中心。一定要记住，在数码世界中，构图是可变的、可调整的。初始影像应该记录尽可能多的信息，随后可以将影像的任何部分进行裁切，进而创建一个新的影像。

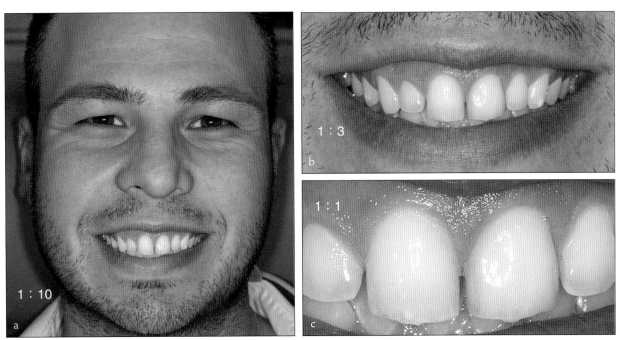

图3-1　使用推荐的数码相机.拍摄的1：10比例的面部影像（a），通过裁切可以获得1：3比例的微笑影像（b）和1：1比例的特写影像（c），影像细节依然清晰。

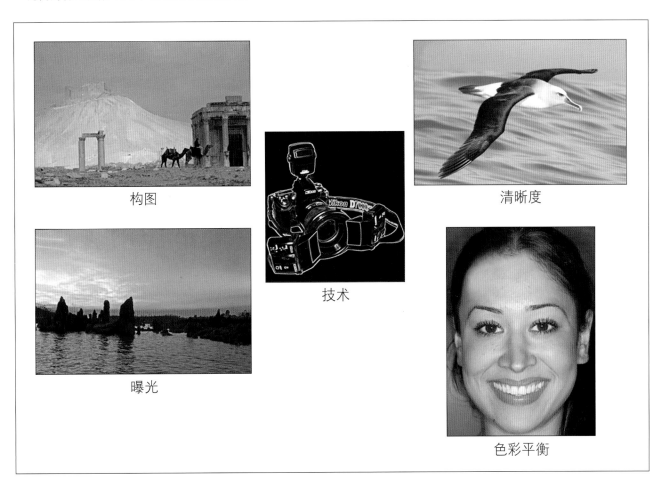

图3-2　影响摄影效果的核心要素：技术、构图（主体）、曝光（光线）、清晰度（焦点）和色彩平衡（白平衡和图片控制）。

曝光是相机通过镜头收集光线并产生一个具有正确色调和明度的影像的能力。相机捕捉到的光线信息比显示屏上看到的多很多，而且与构图一样，成像后还可以继续调整影像的明暗值。

清晰度事关焦点。对于牙科专业人士来说，牙齿或口腔处于焦点位置是临床摄影的基础。这个参数至关重要，在拍摄时就要得到精准的影像，后期无法改进。理解焦距和最大景深是专业摄影师的内在要求，这体现在镜头和参数的设置方面。

色彩平衡是皮肤色调和牙齿颜色正确再现的基本要求。这是通过白平衡（使白色物体在影像中呈现白色）和图片控制（锐度、对比度、饱和度和色调等元素）来实现的。

正确的临床摄影需要控制这5个核心要素。理想情况下，牙医希望毫不费力地拍摄出具有最大清晰度和适当景深的高质量影像，必要时在相机中及时修改构图和曝光，并无缝下载到患者病历记录中。这可以通过推荐的尼康、佳能和奥林巴斯相机来实现。

现代数码单反（DSLR）相机的基本机身设计与最初的胶片单反（SLR）相机基本相同。最大的区别在于取代胶片的光电传感器和相机背面的显示屏，可以显示存储卡上的影像并进行相机参数设置。

数码单反相机的主要部件是机身和镜头（图3-3）。光线通过镜头到达反光镜，反光镜将景物通过五棱镜传送到取景器。当按下快门按钮时，反光镜向上翻转，光圈孔的光线穿过快门单元落在传感器上。传感器上的数据作为文件传递给存储卡，并可在相机显示屏上查看。

虽然数码单反相机是口腔临床摄影的经典选择，但也有一些复杂的无反光镜相机应用于临床摄影（见第4章）。

光线捕捉

对于数码相机，可以通过3个主要因素的调整来捕捉光线，从而使光电传感器曝光：

- **光圈**：光线通过镜头时的口径大小
- **快门速度**：相机中快门打开的持续时间
- **感光度（ISO）**：光电传感器对光的敏感度

这3个因素的相互作用创造了一个正确曝光的数码影像，它们可以由相机自动感应或摄影师人为设置（见附录B）。在普通摄影中，环境光的类型也是设置理想曝光参数的一个重要因素（图3-4）。然而，在口腔临床摄影中，闪光灯的使用很大程度上简化了这一过程。

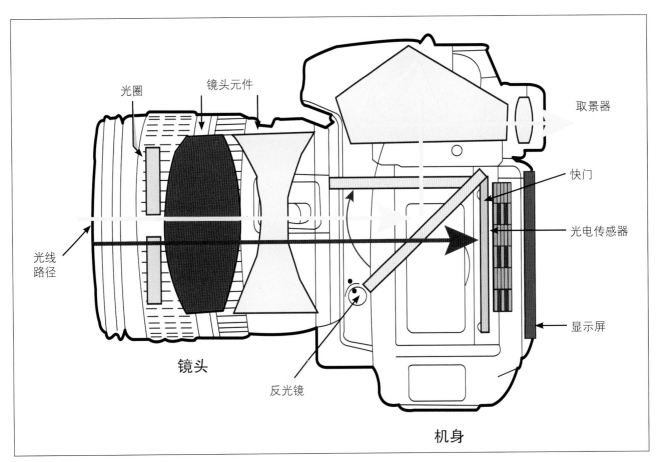

图3-3 数码单反相机的结构主要包括机身、镜头、反光镜和取景器。

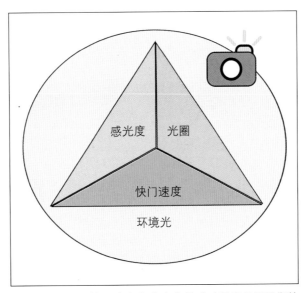

图3-4 光圈、快门速度和感光度是成功曝光必须平衡的核心参数。环境光对于普通摄影也是一个重要因素，但是由于在临床中使用闪光灯，环境光的影响就比较小了。

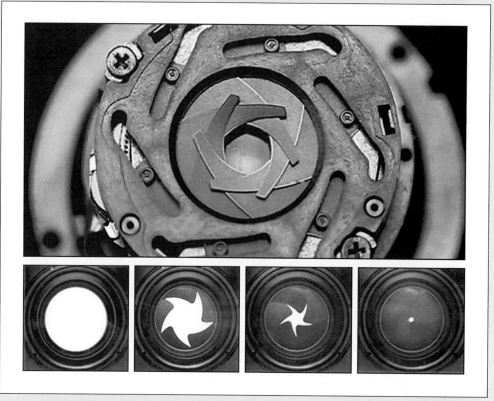

图3-5　光圈是镜头上的孔，光线通过它进入相机。改变孔的大小可以控制到达传感器的进光量。光圈系数（F值）与相机镜头中光圈开口的大小有关，从f/1.4（最大开口）到f/36（最小开口）。

光圈

　　光圈是光线通过镜头时的口径大小。每个镜头内部都有一个圆形或多边形的光圈（图3-5）。光圈大小通过光圈系数（F值）调整，孔径从大到小依次为1.4、2.8、4、5.6、8、11、16、22、32、36。数字越小（如f/1.4），孔径越大，景深越小。相反，数字越大（如f/32），通过光圈的进光量越小，景深越大。昂贵的定焦镜头和一些变焦镜头F值可以达到f/1.4或f/2.8，大多数镜头不超过f/32。对于最大景深来说，f/32似乎是理想的F值，但对于每个镜头来说，最佳F值都是一个范围。最佳F值提供了景深和分辨率的理想组合，同时最小化色差和失真。

景深

　　景深是焦点前后仍能清晰呈现影像的范围。这个范围取决于镜头、焦距和光圈F值（关于镜头的讨论见第4章；景深表请访问dofmaster.com）。从实际的焦点来看，景深的范围在焦点前面延伸了1/3，在焦点后面延伸了2/3。因此，为了使所有牙齿（从磨牙到中切牙）在近距离正面咬合影像中对焦，焦点需要定在尖牙上（图3-6）。

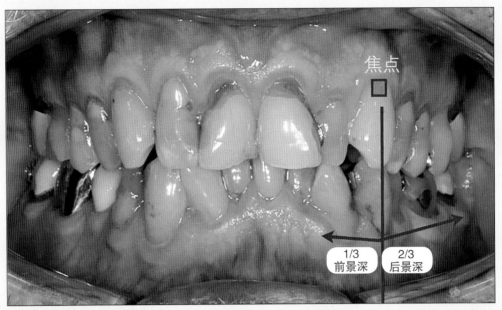

图3-6　景深的范围在焦点前1/3、焦点后2/3。

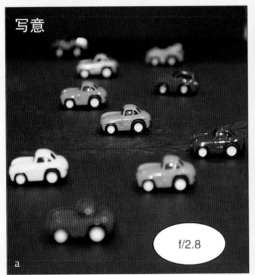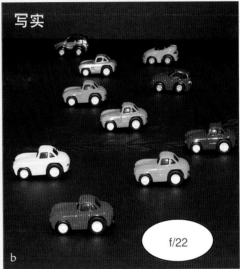

图3-7　这些影像的焦点在橙色的汽车上。（a）大光圈（如f/2.8）可获得较小的景深，非焦点范围会虚化。（b）小光圈（如f/22）可获得较大的景深。以记录或写实为目的时，所有的物体都应该在景深内。

　　写意的摄影通常只要求对摄影主体对焦，通过使用大光圈（如f/2.8）来有意降低景深，使影像中的其他区域（通常是背景）虚化。口腔临床摄影不是写意的，而是写实的，因此要求主体和周围环境都对焦（图3-7）。对于临床摄影来说，理想的F值范围是f/22～f/8。

　　使用笔者推荐的数码相机和镜头，光圈是唯一需要调整的参数，一个用于口外摄影，另一个用于口内摄影。两者之间约差10个F值（如f/10用于口外、f/20用于口内），但鉴于每次临床环境中光线条件都不同，需要先行确定光圈大小（图3-8）。

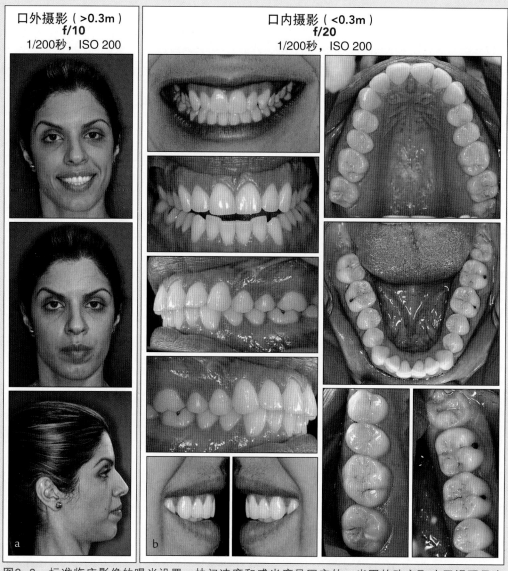

口外摄影（>0.3m） f/10 1/200秒，ISO 200	口内摄影（<0.3m） f/20 1/200秒，ISO 200

图3-8　标准临床影像的曝光设置。快门速度和感光度是固定的。光圈的改变取决于视野是在口外还是口内。（a）口外摄影（>0.3m）。设置为f/10，1/200秒，ISO 200。（b）口内摄影（<0.3m）。设置为f/20，1/200秒，ISO 200。

快门速度

快门是相机机身中位于传感器前面的叶片屏障，它决定了光电传感器接收光的时间（图3-9）。快门打开的时间可以是无限长的，但通常范围为1/2000~30秒。高速快门（如1/2000~1/800秒）对于"冻结动作"（如运动、飞鸟或行驶中的汽车）是必不可少的。静态场景的常用快门速度是1/200~1/100秒。快门速度慢于1/30秒会造成相机抖动，需要三脚架才能成功曝光。在口腔临床摄影中，快门速度建议固定在1/200秒。这是避免相机抖动并使传感器上的进光量最大化的最佳设置。

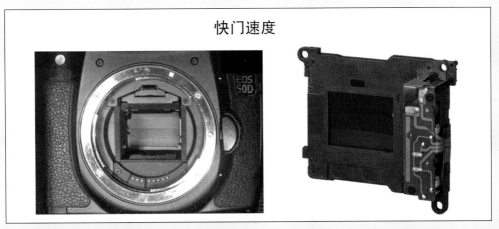

快门速度

图3-9　快门打开，开始曝光；快门关闭，结束曝光。快门速度决定快门打开多长时间以允许光线照射到光电传感器上。

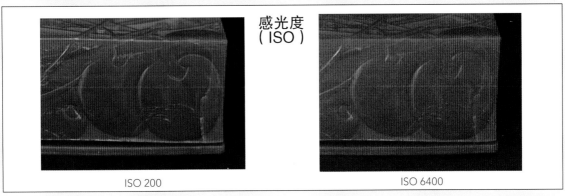

感光度
（ISO）

ISO 200　　　　　　　　　　　　　　　　　　　ISO 6400

图3-10　感光度表示光电传感器对光线的敏感程度。请注意ISO 6400时，分辨率和清晰度出现了损失（即噪点）。

感光度（ISO）

在胶片时代，胶片对光线的敏感程度是固定的，从100 ASA到800 ASA，后者一般由专业摄影师在弱光下使用。在数码时代中，这个参数已经转化到光电传感器上。感光度（ISO）是光电传感器对光线的灵敏度，范围为50～128000（表3-1）。ISO值越高，曝光所需的光线就越少。常规ISO为100或200。较高的ISO用于弱光摄影，但超过6400时，影像的噪点会明显增加（图3-10）。较高的ISO可以在最小的光线下产生影像，但增加了噪点或颗粒感。如果光线较差或影像在弱光下需要全景深，则可以提高ISO。在临床摄影中，光线弱并不是一个问题，因为口腔中的任何阴影都可以通过集成的专业闪光灯来解决。ISO在临床摄影中的理想设置是100或200，这会保持最大的分辨率。一些全画幅（FX）专业相机专为弱光摄影增大了ISO范围。其中，表现最好的是尼康D4S（ISO最高可达409600）、佳能EOS 1DX（ISO最高可达204800）和索尼α7S（ISO最高可达409600）。

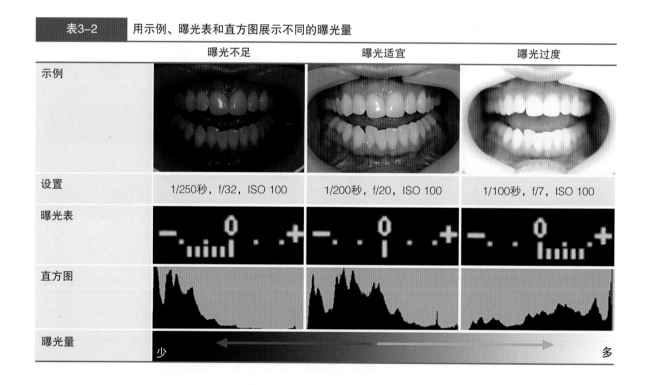

表3-1	曝光参数之间的关系*		
曝光量	光圈	感光度（ISO）	快门速度（秒）
多	f/1.4	6400	1
	f/2.8	3200	1/2
	f/4	1600	1/15
	f/5.6	800	1/30
	f/8	400	1/60
	f/11	200	1/125
	f/16	100	1/250
	f/22	50	1/500
少	f/32	—	1/1000

*水平向表示口腔临床摄影时光圈、感光度（ISO）和快门速度的设置。垂直向表示临床摄影的光圈范围。

表3-2	用示例、曝光表和直方图展示不同的曝光量		
	曝光不足	曝光适宜	曝光过度
示例			
设置	1/250秒，f/32，ISO 100	1/200秒，f/20，ISO 100	1/100秒，f/7，ISO 100
曝光表			
直方图			
曝光量	少		多

曝光

　　拍摄时，光电传感器捕捉到的光的多少称为曝光量。曝光量可以通过3个参数（光圈、ISO和快门速度）来管理。表3-1显示了光圈、ISO和快门速度之间的关系，三者之间可以动态调整（即一个参数的增加可以被另一个参数的减少抵消）以保持成功的曝光设置。常规口腔临床摄影的理想设置已突出显示。

　　大多数相机都有一个曝光表来帮助确定光圈、ISO和快门速度的平衡设置。曝光表显示为一个水平刻度，两侧分别向正负延伸。负的一面代表更少的光，正的

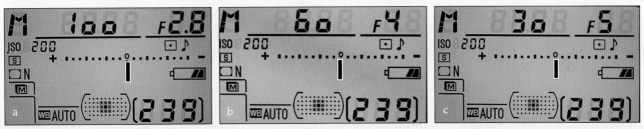

图3-11 这些示例中的设置均为适宜的曝光。ISO都设置为200。（a）光圈：f/2.8。快门速度：1/100秒。这个光圈将产生小的景深。（b）光圈：f/4。快门速度：1/60秒。（c）光圈：f/5。快门速度：1/30秒。这种快门速度可能会导致影像抖动。

一面代表更多的光。当正或负一侧没有额外的垂直间隔时，表示有可能进行了适宜的曝光。表3-2描述了曝光不足、曝光适宜和曝光过度的情况。

实际上，没有绝对正确的参数设置。许多设置组合都可以在曝光表上达到相同的中心位置，从而产生适宜的曝光（图3-11）。不同影像的环境条件（如日光、动作、人像等）决定了其中一个主要参数（快门速度、光圈或ISO），另外两个参数可以在一定范围内调整，从而达到预期的曝光量。例如，对于一个动作镜头，优先级将是使用高速快门来捕捉瞬间（1/1000秒左右）。考虑到这将只允许少量的光进入传感器，需要调整光圈和ISO以允许更多的光来补偿。

如果一张影像需要对多个主体对焦，那么需要减小光圈以产生更大的景深。有时候快门速度和光圈的设置只能允许较少的进光量，因此可能需要增加ISO以获得适宜的曝光。为了避免影像出现颗粒感，ISO不应超过1600，或者使用闪光灯来补偿光线的不足并使ISO保持在正常水平。

摄影的核心目标是确保整个影像曝光适宜。换句话说，光圈、快门速度和ISO的综合设置应保证提供适宜的曝光量，以产生具有正确明度和色调的临床影像。这里面有许多涉及光圈、快门速度、ISO、主体（如肖像、动作镜头）、附加设备（如三脚架、闪光灯）和环境条件（如夜间、日落、雨天、阴天、艳阳）的变量（图3-12）。

口腔临床摄影具有相对较少的变量，具有较为固定的快门速度和感光度，因此曝光量可以保持在理想的范围内（表3-1）。口外影像（f/10～f/8）和口内影像（f/22～f/20）需要相应的光圈大小。如表3-1和图3-13所示，如果使用了相机、镜头和闪光灯的正确组合，想获得适宜的曝光就变得非常简单了。

相机的显示屏上可以直接看到拍摄的影像，进而判断曝光不足还是曝光过度。大多数显示屏能够显示影像的直方图（图3-19）。只要直方图集中在中线区域，而不是左右边缘，摄影师就可以确保所有的信息都包括在了影像中。即使是曝光过度或曝光不足的影像，也可以通过后期处理软件调整曝光量。虽然不如适宜曝光的影像好，但当没有机会重复拍摄时，这种做法可以提供一个备选。

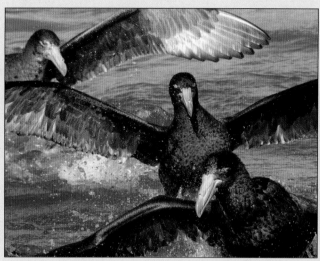

图3-12 海燕降落在水中的动作镜头需要很大的景深，以确保每一只鸟都很清晰。

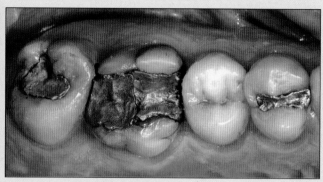

图3-13 口腔临床摄影变量较少。使用推荐的相机和参数设置可以持续拍摄出高质量的影像。

在临床摄影中，有时候会遇到口腔局部区域曝光不足的问题，这并不影响影像的临床价值。如果有必要，阴影区域可以通过有选择性的后期处理来解决，但理想情况下，带有闪光灯的相机可以确保所有区域都曝光适宜。

在现代相机中，构图、曝光和色彩平衡可以在影像拍摄后进行修改（如裁切、光线调整和白平衡）。但是，如果对焦不佳，后期处理无法获得实质性的改进（尽管软件中的锐化工具可以做出微小的改进）。临床摄影的主要目的是准确地记录，并且影像的所有区域都应该清晰显现。因此，最大景深需要正确的光圈设置和镜头选择。

拍摄模式

用于口腔临床摄影的相机不需要对常规设置进行过多的修改。某些调整可能需要专业知识，以便进行流畅的拍摄。推荐使用尼康、佳能和奥林巴斯这三个数码相机系统。由于前面已经阐述了日常摄影的基本原则，下面将着重阐述口腔临床摄影的基本要求。相关示例将有助于大家熟悉相机设置，并确保拍摄出最佳临床影像。

现代数码相机一般会提供多种拍摄模式：自动、半自动和手动（专栏3-2）。

手动和自动模式

21世纪的摄影不仅仅是为摄影发烧友和专业人士准备的。实际上，摄影面对的是每一位普通用户。现在对影像的输出要求已经不那么严格了，因为它们大多

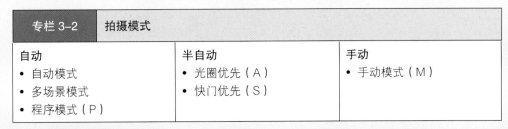

专栏3-2	拍摄模式	
自动	**半自动**	**手动**
• 自动模式	• 光圈优先（A）	• 手动模式（M）
• 多场景模式	• 快门优先（S）	
• 程序模式（P）		

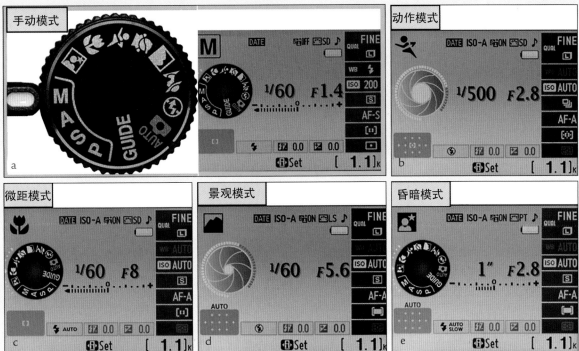

图3-14 （a）不同拍摄模式的模式转盘和显示屏信息。只有手动模式（M）允许摄影师控制关键变量，包括快门速度、ISO、焦点和焦距。显示屏分别显示动作模式（b）、微距模式（c）、景观模式（d）和昏暗模式（e）。在不同场景模式下，相机可以自动调整快门速度、光圈、ISO、对焦、白平衡和图片控制。

在计算机显示器上观看。因此，尽管今天的数码相机非常复杂，但需要用户手动输入的设计很少。自动模式可以使用特定的算法来评估拍摄对象和环境条件，然后自行确定快门速度、光圈、ISO、闪光灯、白平衡、图片控制和对焦等参数（图3-14）。只有手动模式可以停止相机的自动调整。

口腔临床摄影的要求通常更加严格和具体。影像需要具备可复制性和某些特定参数。如果采用自动模式让相机自身调整设置，摄影师将不知道每次拍摄是否一致。因此，建议牙医使用手动模式进行口腔临床摄影，每次拍摄可以保持大部分设置不变，主要通过调节光圈和对焦，来最大限度地提高景深和分辨率。

对于不同的相机系统，参数设置会略有不同。然而，一旦确定下来，多次拍摄可以保持不变。一般情况下，牙医只需要通过光圈F值的调整来适应口外或口内的环境变化。在推荐的相机中，口内影像（相机距被摄体<0.3m）的光圈约为

f/20，口外影像（相机距被摄体>0.3m）的光圈约为f/10（图3-1和图3-8）。最终的口内和口外的光圈F值可能略有不同，具体取决于临床操作时的环境光。值得注意的是，口内和口外相差约10个F值，一旦确定则可以保持不变。对于口腔临床摄影，快门速度建议保持在1/200秒，ISO设置为100或200。多数时间，光圈F值是唯一需要调整的参数。

手动对焦和自动对焦

拍摄口腔临床影像的关键因素之一是对焦。首先是手动对焦或自动对焦的选择。

手动对焦

常规微距摄影强调手动对焦，但这通常是以使用三脚架或被摄体处于静止状态为前提的。一些牙医建议口腔临床摄影也使用手动对焦，这有些像是对传统胶片相机的继承。

手动对焦可以通过两种方式实现：

- 手动旋转焦环，直到取景器对焦
- 前后移动相机，使拍摄对象进入对焦状态

移动相机来实现对焦是一种过时的方法，通常在相机还不是那么复杂的时候使用。这种操作假定了一个固定的拍摄距离或一个特定的放大倍率。

如今，由于存在焦距转换率的问题，放大的方法变得更加复杂。焦距转换率将镜头的有效焦距改变为1.5倍（对于数码单反相机）或2倍（对于M4/3微单相机）（见第4章）。尽管有些镜头的放大倍率显示在镜头窗口中，但在取景器上是看不到的，因此仍然需要手动调整。例如，尼康105mm微距镜头通常用于拍摄1：10的面部影像，但实际上，尼康DX相机上的焦距转换率可以达到1：15。

自动对焦

许多牙医尝试使用自动对焦，发现新款数码相机普遍存在焦点多变的问题。这是因为默认的自动对焦是针对动态场景的，会导致焦点随着相机的移动而不停改变。这种测光覆盖了整个视场，而不是中心的特定区域。

在推荐使用手动拍摄模式的同时，口腔临床摄影没有理由拒绝自动对焦。事实上，如果设置正确，自动对焦可以简化影像拍摄过程，保证影像的清晰度和最佳景深，并在速度和准确性上达到统一。

大多数口腔临床摄影都有一个明确的焦点。为了确保清晰度和最大景深，最理想的做法是精确对焦被摄体，并控制焦点和测光仅限于目标区域。为了实现这

表3-3	推荐相机的自动对焦设置*		
自动对焦设置	尼康	佳能	奥林巴斯
操作位置	• M/A（镜头） • AF（机身）	AF（镜头）	—
AF模式	AF-S	单次AF	S-AF
AF区域模式	单点AF	• 单AF • 点AF	—
测光模式	点测光	点测光	点测光

*对于口腔临床摄影，自动对焦是相机设置为单点对焦和点测光的理想选择。

个目的，需要对与自动对焦和测光相关的模式进行一些初始设置。这种核心设置特别适用于静态物体的拍摄，可能不适用于运动物体。这些配置和设置对于口腔临床摄影总是固定不变的，这也是选择一个专门的相机用于临床摄影的原因。

自动对焦是数码单反相机最复杂的技术之一。当半按快门按钮时，相机镜头会自动对焦。数码单反相机使用了一个更加精密的检测系统，而不是对比度检测自动对焦，后者在手机、无反光镜和袖珍相机中更常见。奥林巴斯OM-D E-M1相机具有高速影像自动对焦功能，它结合了对比度检测和相位差检测功能。

对目标对象控制测光与单次对焦相结合（分别适用于尼康、佳能和奥林巴斯的AF-S、单次AF和S-AF模式）充分体现了数码单反相机自动对焦技术用于口腔临床摄影的优势（表3-3）。自动对焦模式与静止或移动的对象有关。以尼康相机为例，在AF-S模式下，焦点锁定在非移动对象上，而在AF-C模式下，只要快门按钮按下一半，镜头就会随着对象移动而重新对焦。AF-A模式是让相机在AF-S和AF-C模式之间自动选择，一般为新手使用。AF-S模式下的焦点锁定允许相机重新取景而不丢失原始焦点（只要快门按钮保持在半按位置），进而允许在不改变焦点的情况下改变构图。在口腔临床摄影中，被摄体是静止的，因此AF-S模式是默认的最佳选择。

自动对焦区域模式

自动对焦的另一个重要设置与区域模式有关。对焦点是相机自动对焦准确的关键。对焦点在视场中以一种模式布局。尼康和佳能相机时代的对焦点为9～51个；随着相机技术的进步，这个数字在逐渐增加。对焦点主要由线型和十字型感应器组成。十字型感应器更容易对焦，因为它们可以识别主体中的水平线和垂直线。尼康D7100和D7200相机共有51个对焦点，其中15个为十字型。佳能EOS 7D有19个对焦点，佳能EOS 7D Mark II有65个对焦点；这两个相机的对焦点都是十字型的。奥林巴斯OM-D E-M1有81个对焦点。

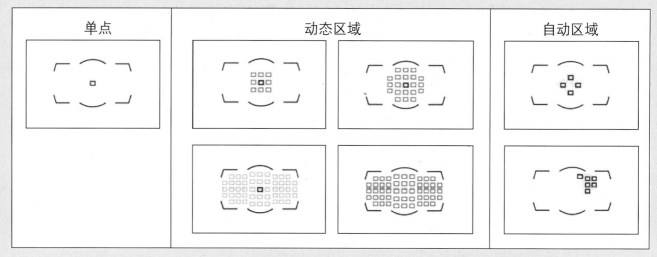

图3-15　自动对焦区域模式。单点模式是唯一允许精确对焦的自动对焦模式，推荐在口腔临床摄影中使用。

自动对焦区域模式有3种模式（图3-15）：

- 单点：用于静态物体的精准对焦
- 动态区域：用于动作与对象跟踪的动态和三维跟踪对焦
- 自动区域：用于业余快照的自动对焦和区域对焦

在口腔临床摄影中，建议采用单点对焦模式。在数码单反相机中，中央自动对焦点始终是十字型的，有助于确保快速和准确的对焦。由于牙医知道焦点的确切位置，因此景深是可预测的。

使用单点对焦模式通常需要对焦后重新取景（图3-16）。在取景器中，当对焦完成时，单个焦点会改变颜色，取景器底部的对焦指示灯会被高亮显示。不同相机的对焦指示灯略有不同，但通常会出现一个明亮的小圆圈，以确认对焦已完成并锁定。此外，还可以通过菜单添加一个"蜂鸣音"来提示对焦完成，这进一步简化了自动对焦过程。

拍摄完全无牙的上颌牙弓时，自动对焦可能会变得困难。此时，需要在宽阔的软组织上努力寻找垂直和水平的焦点指示物。其中，切牙乳突有助于对焦完成，它比周围的黏膜稍微隆起，还有腭皱（通常呈波纹状）（图3-17）。

最好将焦点放在取景器的中央，在某些相机中（如尼康D7100和D7200）可以锁定在适当的位置。让焦点自由移动可能会导致其在无意中偏离中心，特别是由其他工作人员拍摄时。奥林巴斯相机有个小问题，就是焦点不能锁定到中心位置。

大多数相机在取景器中都有一个网格，以支持构图和水平对齐（图3-18）。

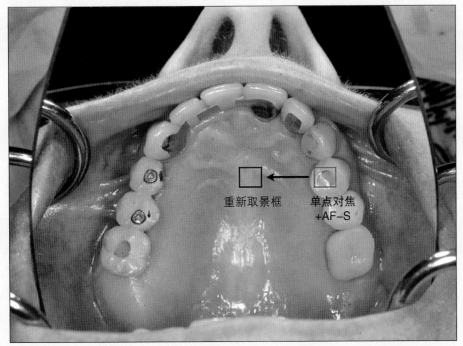

图3-16 利用自动单点对焦，焦点定在前磨牙上。一旦半按快门，焦点就被锁定。此时，可以移动相机使取景器居中。快门按下即可确保准确的焦点和适当的构图。

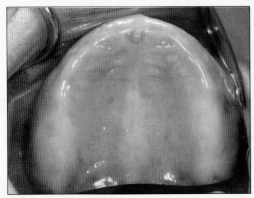

图3-17 无牙上颌牙弓很难自动对焦。注意凸起的切牙乳突，这有助于自动对焦。

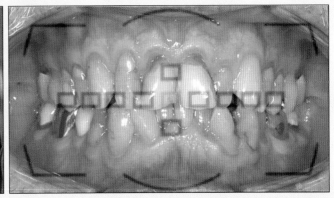

图3-18 大多数相机都可以在取景器中看到网格，网格有助于组织构图、突出主体，并确保水平对齐。它还可以用于保持特写影像拍摄的一致性。

除此之外，尼康D7100/D7200的显示屏还可以显示单个中央焦点。这允许摄影师在按下快门时检查单点感应器的位置。这种做法可以用来确认最终影像的整体取景效果，但不一定是焦点。

专栏3-3详细介绍了在尼康D7100/D7200和佳能EOS 7D中设置自动对焦模式的步骤。

专栏 3-3	自动对焦设置

尼康D7100/D7200	佳能EOS 7D

1. 在镜头上选择M/A。M/A表示手动/自动一体对焦。
 	
2. 将对焦模式选择器旋转到AF来设置自动对焦。
 	
3. 设置AF–S自动对焦模式和单点区域模式。按下对焦模式选择器中心的小按钮。将主拨盘旋转到AF–S（显示屏可查看）。将子命令拨盘旋转至S，选择单点区域模式；在取景器中，一个传感器将在网格的中央突出显示。AF–S和单点区域的设置将出现在显示屏上。
 	
4. 设置点测光。按下相机顶部的测光按钮，旋转主拨盘，直到控制面板上出现小圆圈和正方形的图像组合。
	1. 在镜头上选择AF。
	
	2. 将拍摄模式设置为单次AF。将快门按到一半，以激活机身顶部的控制面板。按下AF–DRIVE按钮，然后转动主拨盘，直到最右侧的LCD面板上出现"ONE SHOT"。
	
	3. 设置单AF或点AF。锁定AF选择模式：
	  a. 导航到自定义功能III–6，"AF区域模式选择"。
	  b. 按SET按钮将右上角的橙色亮条从"6"向下移动到"禁用–启用–注册"。
	  c. 转动快速控制拨盘以突出显示"注册"，然后按SET按钮将其选中。
	  d. 使用快速控制拨盘。如果一个选项未选中，按SET按钮将添加一个标记。如果一个选项有标记，按SET按钮将取消选中该选项。
	  e. 滚动亮条显示"Apply"，然后按SET按钮。
	  f. 亮条将立即移动到"Enable"。最后一次按SET按钮以锁定选择。
	  使用取景器激活点AF。按下点AF选择按钮，"SEL"将出现在取景器底部，当前对焦模式将出现，所有可用的感应器都以红色高亮显示。同时轻按M-Fn按钮，循环查看可用模式，可以看到自定义功能III-6启用的模式。当看到突出显示的方框（单AF）或内部有一个小方形（点AF）时，单击快门按钮选择。然后将其保持为默认的AF模式。
	
	4. 设置点测光。按下测光按钮，旋转主拨盘，直到控制面板上出现小圆圈和正方形的图像组合。

备注：两款相机的步骤2、步骤3、步骤4都可以通过相机显示屏完成。

快门释放

口腔临床摄影是一个过程，不同拍摄之间通常有几秒间隔，这是允许重新激活闪光灯以及选择主体的需要。大部分相机都有多种驱动模式。当场景可能改变或被摄体可能移动时，连续模式允许在按下快门时拍摄多张影像。在单张模式下，每次快门只产生一张影像，这对于口腔临床摄影是最优选择。

尼康相机的快门释放设置：

- 单张（S）
- 连拍（低速和高速）
- 安静（Q）
- 自动定时
- 反光镜预升（MUP）

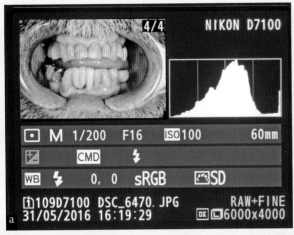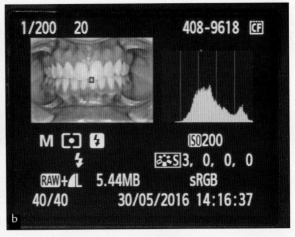

图3-19　尼康（a）、佳能（b）和奥林巴斯相机在显示屏上可以查看影像的直方图和缩略图。

佳能相机的快门释放设置：

- 单张
- 连拍（低速和高速）
- 自动定时/遥控

奥林巴斯相机的快门设置：

- 单张
- 连拍（低速和高速）
- 自动定时

直方图

　　直方图是数码相机中最有用的工具之一。它即时、直观地告诉摄影师是否已经成功捕捉到了足够的光线。直方图是影像调整的基础，利于最大化影像固有的颜色和对比度。实际上，直方图是影像中像素的图形表示。

　　直方图代表了相机在256亮度（0=纯黑，256=纯白）中所能捕捉到的曝光量。从左至右的方向与明暗有关，而峰谷则与颜色信息量有关（表3-2）。直方图能够清楚地表明影像是否平衡，利于摄影师控制合适曝光量。标准直方图由红色、蓝色和绿色通道组成，可以分别独立查看。

　　影像曝光后可以在相机显示屏上查看直方图，通常有足够的信息来确保在后期处理中能够进行最大限度的调整（图3-19）。当直方图过于靠近左侧（曝光不足）或右侧（过度曝光）时，亮度信息会大幅减少，损失的细节在后期处理中无法恢复。理想的直方图图形不应该偏向两端。

表3-4	不同光源的色温
色温（K）	光源
1000~2000	余烬或烛光
2500~3500	钨灯泡
3000~4000	天空晴朗的日出或日落
4000~5000	荧光灯泡
5000~5500	电子闪光灯
5000~6500	正午均衡的日光
6500~8000	阴暗或朦胧的日光
≥8000	晴朗蓝天

色彩平衡

白平衡是一种调整色温的相机设置，以使白色物体在影像中呈现出应有的白色。不同光源发出的光色温不同，在本质上很少是真正的白色。白炽灯或卤素灯泡发出的光是红/橙色的，而太阳发出的光是相对蓝色的。光的色温以开尔文（K）为单位，范围从烛光的1000K到晴朗蓝天的8000K以上（表3-4）。

图3-20中，相机中使用不同的白平衡会改变前牙的颜色。临床摄影不推荐使用自动白平衡（AWB）。闪光灯设置在5500K时与日光非常接近。这将产生可靠的自然色调，一般不需要修改。如果闪光灯和镜头在品牌和型号上都与相机机身相匹配，结果将更可靠。像佳能和尼康这样的相机制造商投入了大量的研究来整合它们的组件，以实现不同组件间的无缝连接。

除了白平衡，相机还会有菜单设置进行"影像优化"（尼康）或"影像风格"（佳能）选择，能够进一步修改成像效果，包括锐度、对比度、饱和度和色调（图3-21）。口腔临床摄影推荐使用中性/自然设置（请注意，白平衡和影像优化等设置只对JPEG影像有效，而不会影响RAW文件）。

尼康D7100和D7200的"影像优化"有：标准、中性、鲜艳、单色、人像、风景。佳能EOS 7D和EOS 7D Mark II有以下"影像风格"：标准、肖像、风景、中性、真实和单色。奥林巴斯OM-D E-M1具有以下"影像模式"：增强、生动、自然、静音、肖像、单调、自定义、E肖像、色彩创造者、波普艺术、柔和焦点、淡浅色、浅色调、颗粒胶片、针孔、立体图、交叉处理、轻柔深褐色、戏剧调、键线和水彩。

标准和中性模式之间似乎没有太大区别，但前者适用于平衡各要素，后者适用于更自然的结果和后期处理。

这些设置带来的色彩差异表明：如果将影像用作牙冠和贴面的唯一比色参考，需要慎重考虑色彩平衡设置。一般而言，医技交流的影像应包括比色照，比色照有助于对牙齿的颜色、形状和特征进行美学评估。

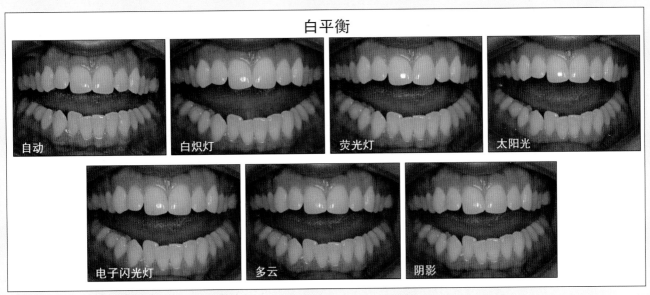

图3-20　白平衡显示同一影像在不同色温设置下的成像效果。口腔临床摄影推荐使用闪光灯。

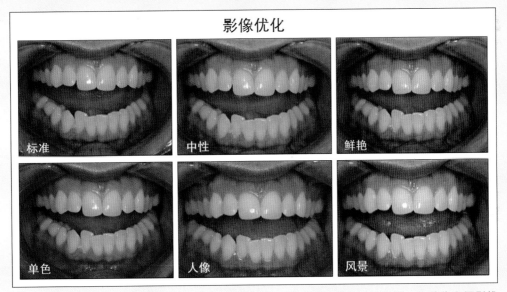

图3-21　尼康相机的"影像优化"设置会改变锐度、对比度、饱和度和色调。口腔临床摄影推荐标准或中性模式。

　　虽然可以通过相机的拍摄菜单进行全局修改，以突出白平衡中的某些颜色（如黄色或红色），但在口腔临床摄影中没有必要这样做。例如，尼康相机的修图菜单允许红、绿、蓝色彩平衡在相机内实时改变已拍摄的影像。虽然这种改变快速且简便，但可能会使多次拍摄的同一位点的临床影像一致性欠佳。最好是有一个标准的白平衡设置，准确再现口腔色调。

　　如果使用RAW文件，可以在后期处理中更改白平衡。随着时间进展拍摄的序列临床影像，可以通过后期处理软件批量编辑，从而提供更加标准化的成像效果。

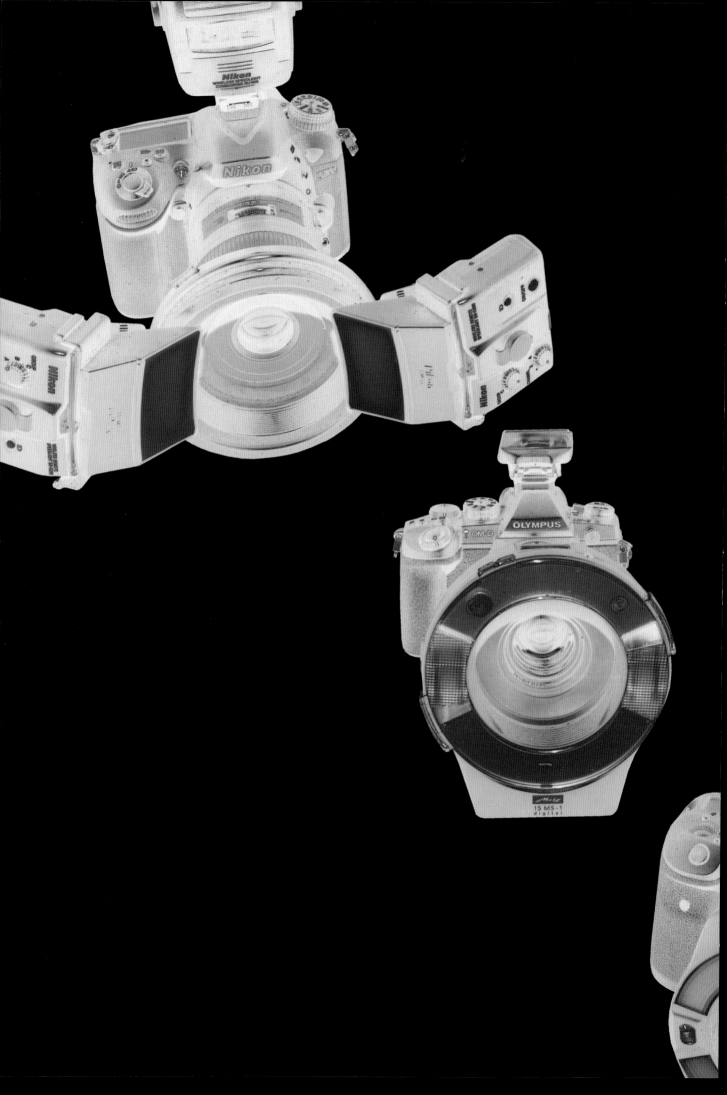

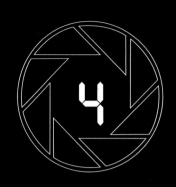

口腔临床摄影
设备

Camera Equipment

数码相机

数码相机的用户有3个分级：入门级、发烧友级和专业级。对于入门级用户来说，低成本和便捷性是最大吸引力。而对于专业级用户来说，关注点则转移到影像和设备的质量上。虽然这3个分级目前仍然存在，但随着相机技术的不断进步，其界限变得愈发模糊。

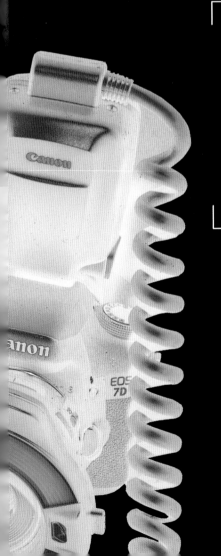

表4-1	相机类型			
	类型	镜头	传感器	特点
	智能手机	固定	小	• 手机附件
	袖珍相机	固定	小	• 无反光镜 • 液晶（LCD）显示屏代替取景器
	桥式相机	固定	小到中	• 无反光镜 • 强力光学变焦 • LCD显示屏代替取景器
	M4/3微单相机	可换	大	• 无反光镜 • 电子取景器（EVF）
	数码单反相机 （DSLP）	可换	大	• 光学取景器（OVF）
	中画幅相机	可换	大	• 光学取景器（OVF） • 传感器可换

袖珍相机的发展

在现有的各种类型的数码相机中（表4-1），广大消费者更希望拥有一款体积较小、价格较低的数码相机，即袖珍相机。袖珍相机能够方便、快捷地获得质量尚可的影像和视频，并且能够通过互联网实现快速传播。

由于相机制造商努力降低相机的尺寸、重量和成本，此外还增加了便携性和自动化程度，使得袖珍相机在2010年后广泛流行起来。袖珍相机减小了传感器的尺寸；取消了反光镜、五棱镜和光学取景器；引入固定镜头；用成本更低的材料

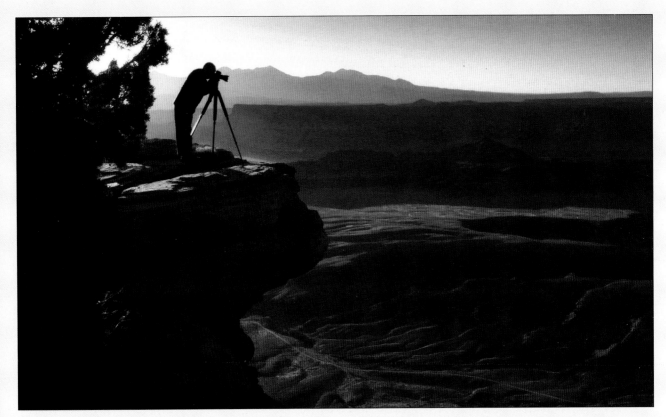

图4-1　好影像的关键，不仅在于相机，还在于摄影师。这是专业摄影师用智能手机在亚利桑那州拍摄的一张美丽影像。

制作了机身和镜头；取消了一些专业相机上的复杂控制和功能。袖珍相机以损失专业性、弱光性能和影像质量为代价，换取了极大的便利性。尽管袖珍相机重量轻、使用方便，但不适用于口腔临床摄影。袖珍相机主要的局限性是：

- 光电传感器尺寸小（尽管像素值高）
- 通过显示屏上的"实时取景"对焦和取景（无取景器）
- 固定镜头，没有专用微距镜头
- 相机内置闪光灯不适用于特写影像

自2012年以来，随着袖珍相机的进一步发展，其概念有所变化，通常是指传感器尺寸接近数码单反相机的无反光镜相机，具有可更换的镜头，但机身比数码单反相机小巧。其中的典型代表是奥林巴斯和松下生产的M4/3微单相机（如奥林巴斯OM-D E-M1）。

智能手机的崛起

2010年后，智能手机成为更普及的"兼职"相机。它通过应用程序、Wi-Fi和互联网提供了更便捷的影像分享，但其规格远不如专用相机。尽管有天赋的摄影师可以用智能手机拍摄出非凡的影像，但这只是个例（图4-1）。

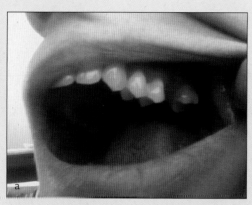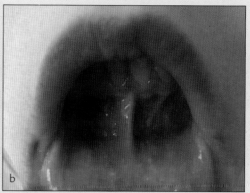

图4-2 患者发送的用智能手机拍摄的影像。（a）上颌第一磨牙缺失的矫正咨询。（b）下颌系带溃疡的治疗咨询。

虽然目前还没有迹象表明牙医会将智能手机用于口腔临床摄影，但患者显然将其视为与牙医交流的一种方式（图4-2）。一些公司正在推广袖珍相机的升级版，其附件包括镜头校正器、闪光灯和LED照明，以适用于临床摄影。但大多数价格昂贵、操作复杂。事实上，这些相机的最佳影像只能在宣传册中看到，在实拍中很少能达到。

最新技术进展

自2010年以来，一些应用于入门级相机市场的技术得到了显著改善。在既定的传感器尺寸下，像素值（MPs）仍在不断增加。对于常规用途（查看、传输、打印）而言，传感器尺寸≥17.3mm×13mm、最小16MP像素的相机即可提供适用于口腔临床摄影的高质量影像。

数码相机公司一直专注于更大的存储空间和更高的清晰度以及更好的Wi-Fi功能，以便在互联网影像传输方面与智能手机竞争。尽管Wi-Fi是目前所有新款相机的标准配置，但还没有一款相机能够像手机一样轻松地将影像直接传输到计算机上。

本章将阐述传感器尺寸、取景器、镜头和闪光灯的重要性，并推荐最适合口腔临床摄影的数码相机设备。

传感器尺寸

光电传感器由数以百万计的感光元件组成，这些感光元件记录了光线穿过镜头的信息。经过写入过程，这些信息就变成了像素。影响成像质量最重要的因素是传感器的尺寸。像素值很重要，但较大的传感器总是比具有同等像素的较小传

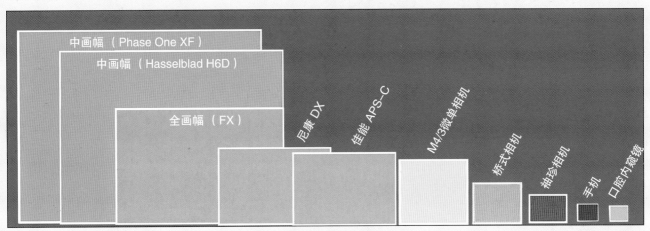

图4-3 相机类型和传感器。

表4-2	不同数码相机的传感器尺寸、像素值和焦距转换率						
	中画幅相机	数码单反相机	M4/3微单相机	桥式相机	袖珍相机	手机	口腔内窥镜
传感器尺寸（mm）	• 53.7×40.4 • 43.8×37.9	• 36×24（FX） • 23.6×15.7（DX） • 22.2×14.8（APS-C）	17.3×13	12.8×9.6	• 7.6×5.7 • 5.76×4.29	4.5×3.42	4×3.2
像素值（MP）	50~100	20~50	15~20	12~15	10~15	6~10	1~2
焦距转换率	0.5~0.65×	1~1.6×	2×	3×	4~6×	7~9×	11×

感器能产生更好的影像。大像素的好处是影像具有更好的动态范围、更少的噪点以及改进的弱光性能。专业相机拥有最大的传感器、笨重的机身、光学取景器和一系列兼容镜头。最小的传感器多用在入门级相机中，小巧轻便，并且有固定的变焦倍数。图4-3和表4-2按相机类型比较了传感器规格。图4-4提供了数码相机传感器的直观比较。

　　传感器的尺寸从40mm×50mm的中画幅相机到4mm×3mm的口腔内窥镜。传感器的尺寸是相机的成本、大小和质量的重要指标。像素值紧跟传感器的尺寸，从中画幅相机的100MP到口腔内窥镜的1MP。

　　全画幅单反（FX DSLR）相机中的传感器常被用作参照基准，因为它相当于传统35mm胶片的大小。所有较小的传感器都有一个变化的视图框架，它会放大通过镜头看到的影像，并影响镜头的工作焦距，这被称为焦距转换率。这个值从中画幅相机的0.5到口腔内窥镜的11。

　　放大倍率是口腔临床摄影的一种传统取景方法，但如果使用带有焦距转换率的相机，放大倍率就会改变。手动对焦已经过时，并且没有必要使用，现代数码相机建议使用自动对焦系统。

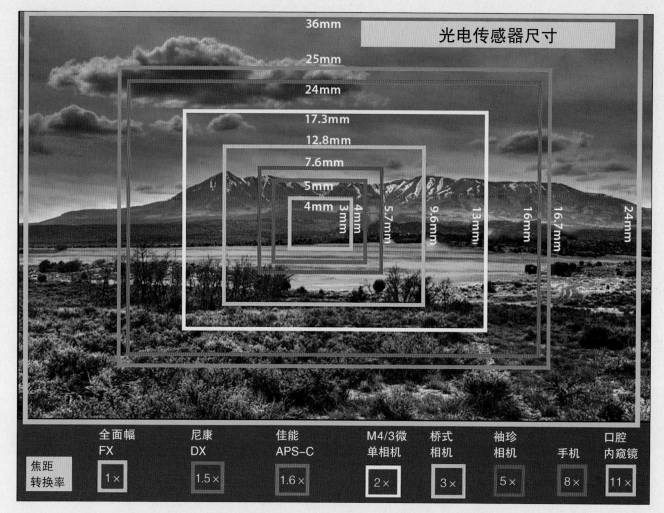

图4-4　数码相机传感器的直观比较。视场随着传感器尺寸的减小而变化。焦距转换率则会改变镜头的有效焦距。

对于常规用途（查看、传输、打印）而言，传感器尺寸≥17.3mm×13mm、最小16MP像素的相机即可提供适用于口腔临床摄影的高质量影像。性价比最高和最适合临床摄影的相机是尼康/佳能的数码单反相机和奥林巴斯M4/3微单相机。

取景器和LCD显示屏

在袖珍相机的发展过程中，一个主要的变化是取消了反光镜、取景器和五棱镜，它们在中画幅相机和数码单反相机中仍然存在。这些变化使相机机身体积明显减小。目前主要有3种对焦和取景的视图方式（表4-1）：

1. LCD显示屏。入门级相机是没有取景器的，对焦和取景是通过相机后部的
   LCD显示屏"实时取景"实现的。

2. 电子取景器（EVF）。镜头捕捉到的影像被投影到电子取景器上。影像的识别和读出有助于取景、对焦和曝光设置。

3. 光学取景器（OVF）。数码单反相机上的传统取景器依赖于通过镜头、反光镜和五棱镜到取景器的实际光线。

虽然LCD显示屏的"实时取景"技术可以用于拍摄口腔临床影像，但对于仰卧位拍摄上下颌牙弓影像十分困难，因为摄影师需要离被摄体更远才能看到后方显示屏。

光学取景器通常出现在数码单反相机上，而电子取景器一般出现在微单相机上。单反相机中的光学取景器提供了更高的清晰度和更大的动态范围（可以处理亮度差异极大的场景），并且是即时视图，没有延迟。尽管光学取景器仍然是"金标准"，但在过去几年中，电子取景器变得更加复杂和完善。例如，奥林巴斯OM-D E-M1的电子取景器具有在昏暗光线下提高亮度的能力。

另外，需要关注"无镜（mirrorless）"这个词，虽然该词最初被用作袖珍相机，但现在这个术语被用来描述具有合适尺寸传感器和电子取景器的无反光镜、可更换镜头的数码相机（如奥林巴斯OM-D E-M1 M4/3微单相机）。

影像查看

数码相机LCD显示屏的真正用处是允许摄影师立即检查摄影效果。此外，还可以在显示屏上进行影像优化或查看其他影像信息，其中最重要的是直方图（见第3章）。通常，在查看显示屏上的影像时，人们会注意到影像曝光过度或曝光不足以及无意中的侵入和夹杂。有了足够的摄影经验，对光圈F值的调整和主体的重新构图将在第二次曝光时得到明显改善。

镜头

袖珍相机常采用带有变焦功能的固定镜头。这一折中是为了方便体积压缩而做的。不过，由于袖珍相机的传感器尺寸与智能手机差不多，因此对消费者来说受益不大。因此，固定镜头的、廉价的袖珍相机现在已经变得有些多余了。

现在最好的固定镜头出现在桥式相机中，顾名思义，它试图弥补袖珍相机和数码单反相机之间的差距。桥式相机大小跟数码单反相机差不多，拥有高质量的固定变焦镜头，比袖珍相机拥有更多设置。

摄影发烧友和专业人士常拥有一系列从广角（10mm）到长焦（600mm）的可换镜头（图4-5和图4-6）。最好的是定焦镜头（这意味着它们有固定的焦距，而不是变焦镜头），其具有最好的玻璃元件和最大光圈（如f/2.8~f/1.4），可以实现更快的快门速度和更好的弱光性能。

与定焦镜头相比，变焦镜头的影像会表现出清晰度不足、渐晕（即影像亮度在周边逐渐降低）和色差，但它提供了极大的便利性和多功能。变焦镜头可以让

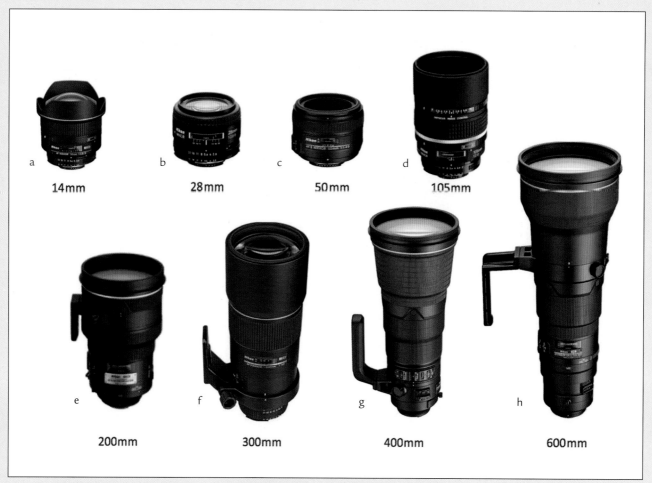

图4-5 传统的可换镜头系列。（a和b）广角。（c）标准。（d～h）长焦。

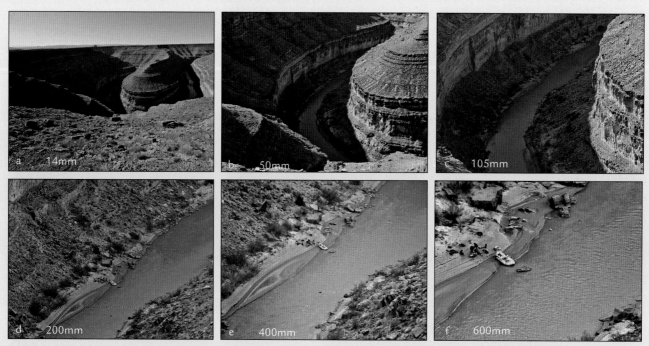

图4-6 （a～f）用不同镜头（从14mm广角到600mm长焦）拍摄的同一场景影像，显示了现代数码相机的超广视野和可用镜头的范围。

摄影师携带最少的镜头，但仍然能达到高质量的专业拍摄效果。使用比全画幅传感器小的相机的一个问题是焦距转换率扩大了变焦镜头的范围。这在长焦端是有好处的，但失去了一些广角能力。例如，带有APS-C或DX传感器（即具有1.5焦距转换率）的相机上的28~300mm变焦镜头将使有效视场变为42~450mm，同时损失了大量的广角能力。

除了标准的定焦镜头和变焦镜头外，大多数相机制造商还提供微距镜头、倾斜镜头和鱼眼镜头等专业镜头。口腔临床摄影是手持微距摄影，因此需要一个专用的可换微距镜头（60mm或105mm）。

用于口腔临床摄影的相机

用于口腔临床摄影的相机需要具备以下要素：

- 高分辨率和高像素值的机身
- 高质量、焦距合适的微距镜头（60mm或105mm）
- 用于特写摄影的闪光灯

目前口腔临床摄影中使用的数码影像主要由以下几种形式完成：

- 口腔内窥镜
- 牙科显微镜相机
- 计算机辅助设计/计算机辅助制造（CAD/CAM）口腔扫描仪
- 数码相机

口腔内窥镜

口腔内窥镜通常被集成到牙科操作系统中，安装于牙椅支架上。口腔内窥镜号称可代替独立数码相机拍摄口腔临床影像，但口腔内窥镜拍摄的影像范围非常有限，其质量对于病历记录和患者宣教都是不够的（图4-7）。虽然口腔内窥镜提供了方便、清洁、速度快、单个操作者即可使用等便利，但也存在显著的缺点（表4-3）。

口腔内窥镜的特写影像只能提供临床摄影范围的一小部分（从面部到牙齿）。口腔内窥镜基本都是通过使用非常小的光电荷耦合元件（CCD）或低成本的氧化金属半导体（CMOS）传感器成像，再使用卤素或LCD显示屏输出影像。口腔内窥镜的传感器尺寸约为4mm×3mm，比智能手机的还要小，一般只有1~2MP的像素值。这些都是造成口腔内窥镜影像质量差的原因（图2-57）。

尽管许多牙医和牙科公司都在宣传口腔内窥镜的优势，但屏幕上效果不佳的牙齿影像往往让患者无法清楚地理解自己牙齿的状况。实际上，牙医知道口腔内窥镜摄影的缺陷或问题所在，他们高估了口腔内窥镜低质量影像的价值，期望患

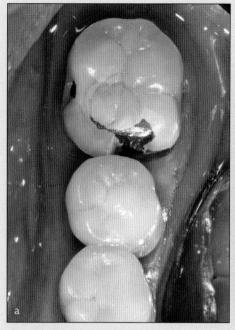
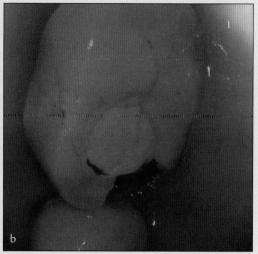

图4-7　用推荐的数码单反相机（a）和口腔内窥镜（b）拍摄的破损的金属烤瓷冠。口腔内窥镜拍摄的影像质量差，缺乏邻近结构，限制了影像用途。

表4-3	推荐的数码相机和口腔内窥镜的比较		
	优点	缺点	影像范围
数码单反相机或M4/3微单相机	• 拍摄范围大（从面部到牙齿） • 专业的高品质影像，逼真、准确、色彩真实 • 能为患者宣教提供有效素材 • 有效证据和风险管理 • 性价比高	• 体积大 • 必须脱手套 • 需团队操作 • 额外的传输下载时间 • 必要的培训	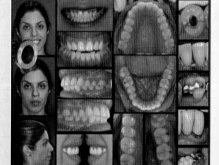
口腔内窥镜	• 便捷 • 利于感染控制 • 单操作者 • 快速 • 培训简单	• 拍摄范围有限（单颗或少数牙齿） • 影像质量差、分辨率低、颜色不准确、失真、眩光和伪影 • 拍摄多个不同区域的特写影像时，无法提供邻近结构的对比 • 宣教和证据价值有限 • 昂贵	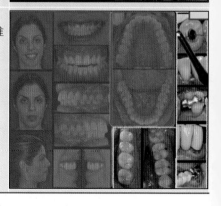

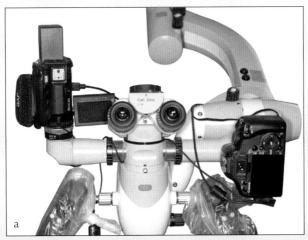

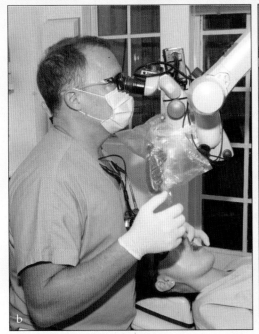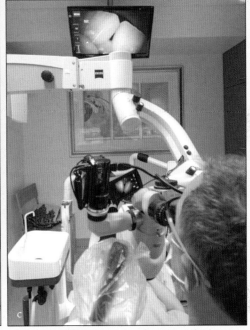

图4-8　（a）配有相机的牙科显微镜。（b和c）牙医可以拍摄局部特写影像，这些影像可以查看，纳入牙科病历记录或用于教学。

者在没有任何视觉背景或参照的情况下来理解病情，这是很困难的（有关背景和对比的详细讨论见第2章）。

牙科显微镜相机

　　牙科显微镜本身并不是一台相机，但可以附带一台相机来拍摄口腔临床影像和操作视频（图4-8）。唯一的问题是，放大倍数仅限于非常近距离的影像，无法展示整个口腔状况。尽管这些影像对记录、报告和教学非常有用，但对于患者宣教效果较差。

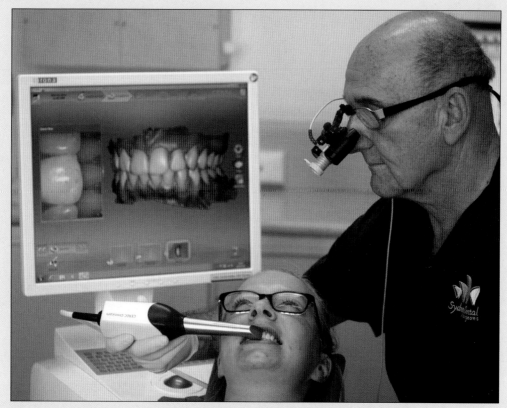

图4-9　使用CEREC Omnicam CAD/CAM口腔扫描仪产生牙列的三维彩色影像，是另一种形式的可视临床记录。

CAD/CAM口腔扫描仪

最近出现的CAD/CAM口腔扫描仪可以捕捉彩色影像，提供一个虚拟的数码影像，显示单颗牙齿到整个上下颌牙弓的咬合情况。例如，CEREC Omnicam（Sirona Dental）使用颜色编码三角测量捕捉方法和连续视频数据采集来生成三维彩色模型。假以时日，这些虚拟影像可能会成为口腔临床重要的数字记录形式（图4-9）。

数码相机

针对口腔临床摄影的相机系统需要一个高质量的数码相机机身（具有足够大的传感器尺寸）作为基础，该相机应具有大量的集成镜头、闪光灯和配件选择。尼康、佳能和奥林巴斯都拥有一系列适用于口腔临床微距摄影的相机机身、微距镜头和专用闪光灯。

用于口腔临床摄影的相机系统一般不需要反复升级。虽然使用数码相机需要一些培训，但并不需要专业知识，而且优点很多（表4-3）。

表4-4	口腔临床摄影推荐的数码相机系统		
	尼康	佳能	奥林巴斯

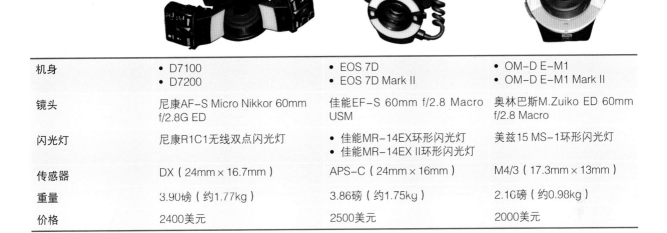

	尼康	佳能	奥林巴斯
机身	• D7100 • D7200	• EOS 7D • EOS 7D Mark II	• OM-D E-M1 • OM-D E-M1 Mark II
镜头	尼康AF-S Micro Nikkor 60mm f/2.8G ED	佳能EF-S 60mm f/2.8 Macro USM	奥林巴斯M.Zuiko ED 60mm f/2.8 Macro
闪光灯	尼康R1C1无线双点闪光灯	• 佳能MR-14EX环形闪光灯 • 佳能MR-14EX II环形闪光灯	美兹15 MS-1环形闪光灯
传感器	DX（24mm×16.7mm）	APS-C（24mm×16mm）	M4/3（17.3mm×13mm）
重量	3.90磅（约1.77kg）	3.86磅（约1.75kg）	2.16磅（约0.98kg）
价格	2400美元	2500美元	2000美元

　　虽然相机机身可以通用于日常摄影和临床摄影，但还是强烈建议将相机限制在口腔临床中专用。这样能够在任何时候确保口腔临床影像的一致性和可预测性，并且克服日常摄影时改变参数设置的问题。

口腔临床摄影数码相机推荐

　　尼康、佳能和奥林巴斯都有适合口腔临床摄影的数码相机。推荐的数码相机系统如表4-4所示。图4-10中的临床影像是用推荐的数码相机拍摄的，显示上颌牙弓影像、正面咬合影像和象限影像。3款相机都获得了一致的高质量影像。尼康和佳能相机在尺寸和重量上是相似的，而奥林巴斯则提供了一个更轻、更小的选择，特别是配合美兹闪光灯使用。

　　数码相机每年都会有更新的型号［如尼康D7200（2015年）和佳能EOS 7D Mark II（2014年）分别是之前尼康D7100和佳能EOS 7D的升级款］。目前认为，相机的像素会越来越高，影像质量会越来越好。这些变化通常是渐进的，而非突破性的。在专业级领域，相机针对不同的功能（如运动的高帧率、弱光条件的高ISO设置以及最高影像质量等），会变得更加专业化。在入门级领域，相机的升级变化多是关于便利性和传播性的（如体积更小、重量更轻、实时取景、触摸屏、Wi-Fi、多场景模式和存储空间等）。

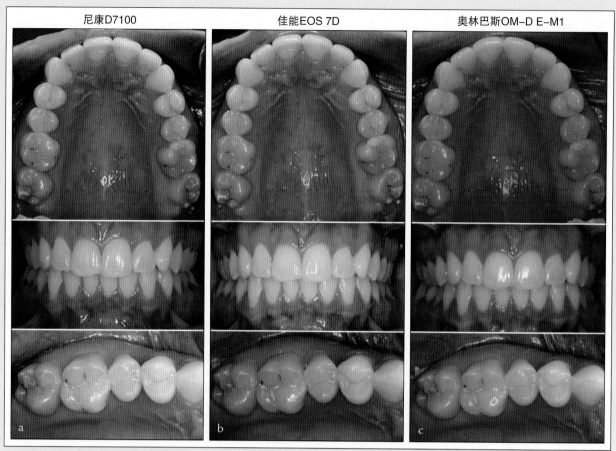

| 尼康D7100 | 佳能EOS 7D | 奥林巴斯OM-D E-M1 |

图4-10 同一位患者的上颌牙弓影像、正面咬合影像和象限影像，使用的数码相机为：（a）尼康D7100，（b）佳能 EOS 7D，（c）奥林巴斯OM-D E-M1。

市面上，套件镜头与相机机身经常一起打包出售，用户往往很难区分高性价比的产品。定焦镜头（具有单一焦距）仍然受到专业人士的青睐，大光圈（f/2.8或更低）通常表明镜头是由更好的玻璃材质制作的。一般来讲，一个高质量的镜头至少需要1000美元，有的甚至超过2000美元。对于口腔临床摄影来说，唯一需要的镜头是60mm或105mm焦距的微距镜头，这些镜头的价格为500～1000美元。

作为口腔临床摄影基本要求的静态影像参数（如分辨率、动态范围等）在过去5年中没有明显变化。事实上，目前相机的分辨率和精密程度，加上相机机身与镜头的体积和重量的减少，已经足以满足现在以及将来的口腔临床摄影的需求。这意味着，合适的口腔临床摄影相机没有必要在短期内升级机身、镜头或闪光灯。本书推荐的相机系统高效、轻便、合理、紧凑，并且具有良好的长期评价，可以提供多年的高质量口腔临床摄影。

数码单反相机系列中较便宜的机身通常由塑料制成，而推荐的尼康和佳能相机则采用部分镁合金框架，这使得它们更加耐用和耐冲击。此外，价格较低的数码单反相机去除了一些调控要素，并且有一些功能的缺失。许多相机只额定10万次快门启动，而本书推荐的相机系统则可以拥有15万次快门启动。

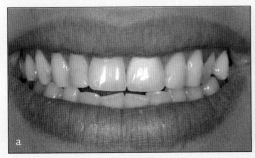
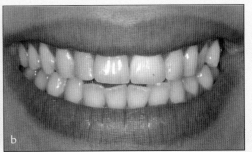
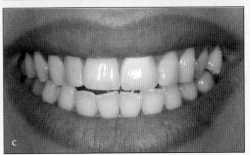

图4-11　3款尼康相机口腔临床摄影效果对比。（a）D800，配备FX传感器，像素值36MP，售价3000美元。（b）D7000，配备DX传感器，像素值16MP，售价700美元。（c）D3200，配备APS-C传感器，像素值24MP，售价500美元。结果显示，D3200拍摄的临床影像清晰度略有下降。

图4-11比较了匹配合适镜头和闪光灯的3款尼康相机用于口腔临床摄影的影像效果：D800（FX传感器，36MP，3000美元）、D7000（DX传感器，16MP，700美元）、D3200（APS-C传感器，24MP，500美元）。D3200是一款价格相对较低的相机（尽管像素值很高），用它拍摄的口腔临床影像清晰度略有下降（图4-11c）。这就突出了选择正确规格的数码相机用于口腔临床摄影的重要性。

如前所述，小于FX的传感器会影响镜头的视野，焦距转换率则增加了镜头的工作焦距。在实际应用中，推荐的尼康和佳能相机的传感器具有1.5的焦距转换率，使105mm镜头能够作为157mm镜头（即105×1.5）使用（图4-4）。推荐的奥林巴斯相机，焦距转换率为2，能使镜头焦距增加一倍。例如，奥林巴斯OM-D E-M1中的60mm镜头具有相当于120mm焦距镜头的视场。

理想的口腔临床摄影相机要求机身具有至少16MP像素值的传感器，无论是FX（焦距转换率1）、DX或APS-C传感器（焦距转换率1.5），还是M4/3传感器（焦距转换率2）。推荐的这些相机被认为是发烧友级的，比专业级低了一个层次。虽然不是顶级配置，但对于口腔临床摄影来说，这些相机是最合适的，性价比高、性能可靠。口腔临床摄影不需要FX相机，既昂贵又笨重。尼康DX系列的替代选择是尼康D5300（24MP）和D5500（24MP）。在佳能APS-C系列中，替代选择包括佳能70D（20MP）、80D（24MP）和750D/760D（24MP）。

相机内置编辑

从画质的角度来看，佳能相机和尼康相机之间差别不大。然而，大多数尼康相机提供内置编辑软件，奥林巴斯相机也有内置编辑功能，但比起尼康相机的功

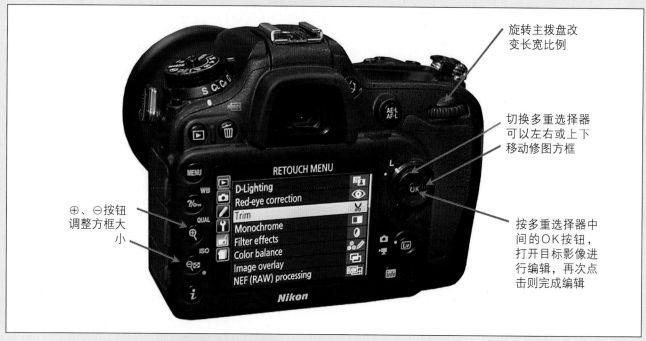

图4-12　尼康相机内置编辑菜单及修图功能相关按钮。

能要少得多。这些功能为日常的口腔临床摄影提供了超凡的应用性和便利性。

几乎所有要用于患者宣教、治疗计划、病例报告和转诊的影像，相机内置编辑都是拍摄影像后唯一需要的调整，无论是在显示屏上展示、在治疗计划中打印或附加到电子邮件报告中，都能立即生成专业的影像结果。更精细、复杂的调整需要通过单独的计算机软件进行后期处理。但对于口腔临床摄影，使用尼康相机的内置编辑软件基本可以满足需求，从而节约使用计算机软件所耗费的时间。

内置编辑软件可以在尼康的修图菜单中找到，允许临床影像拍摄后立即在相机内进行编辑。编辑过程和结果可以在相机的显示屏上直接展示。

尼康修图菜单主要包括3个对口腔临床摄影有用的编辑功能：裁切、矫正、增亮（D-Lighting）。

裁切功能允许用户裁切影像，以获得所需的局部细节。使用尼康60mm微距镜头，摄影师可以轻松地获得较宽视角，然后立刻对临床影像进行裁切。一旦裁切好，将呈现出标准的临床影像，并展示特定的主体，看起来非常专业。如果临床影像中的面部元素（如鼻毛、瑕疵等）会分散患者的注意力，可以通过相机内置编辑软件被轻松裁切掉。

影像被选中后会出现在相机显示屏上，并带有一个黄色方框（图4-12和图4-13）。这个方框可以缩小以确定主体范围。用相机背面的放大按钮可以改变方框大小，用多重选择器按钮可以上下或左右移动方框。此外，还可以使用主拨盘

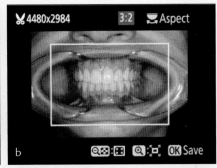
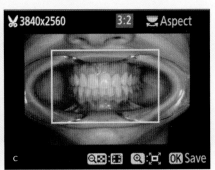
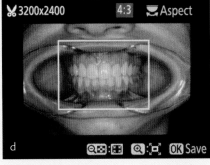
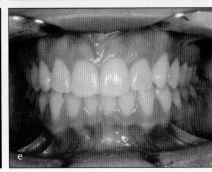

图4-13 使用尼康相机的裁切功能处理影像只需要几秒。（a）当选择裁切功能时，影像周围会出现一个黄色方框。方框的大小和位置调整正确后（b和c），可以改变长宽比进一步改善影像（d），最后可以裁切影像以产生作为患者病历记录的新影像（e）。

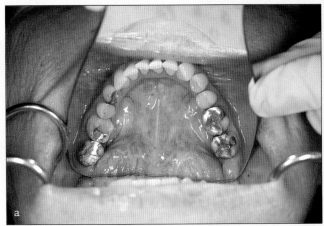
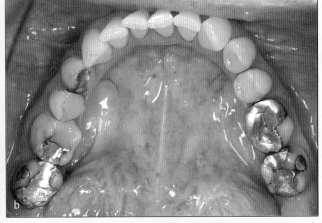

图4-14 拍摄这张影像时，构图比正常影像稍宽（a），通过尼康相机裁切功能可以获得理想影像，不会损失分辨率（b）。

将方框的长宽比从默认的3：2更改为4：3、5：4、1：1或16：9。调整完成后，通过OK按钮完成确认，最终创建出一个新的JPEG影像，并可以在显示屏上查看。整个过程在几秒内完成，并且影像质量没有损失（图4-14）。

　　裁切功能是相机内置编辑工具中最有用的，它允许对影像进行分区裁切，然后对长宽比进行小的修改。裁切必须在编辑功能序列的最后完成，因为这会产生一个JPEG格式的新影像，并且无法在相机中进一步修改。

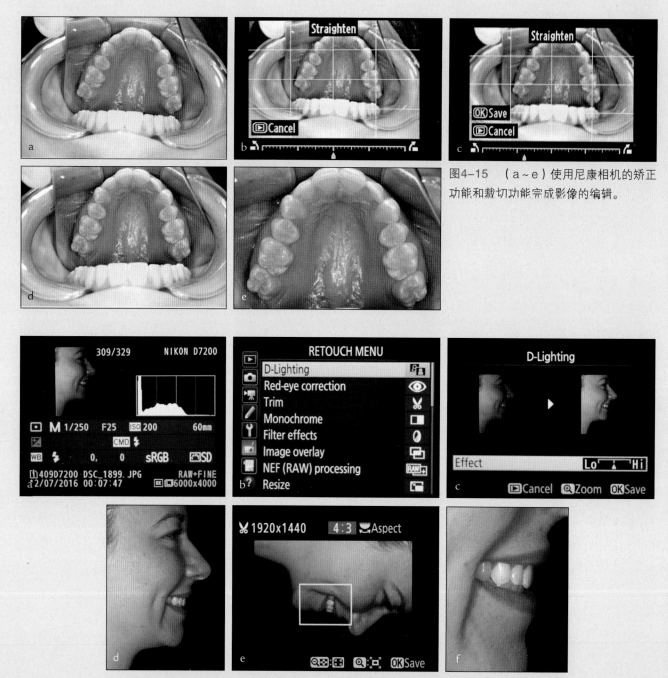

图4-15 （a~e）使用尼康相机的矫正功能和裁切功能完成影像的编辑。

图4-16 对于太暗的影像，D-Lighting可以去除阴影并使影像变亮。患者的侧面部影像中的阴影被调亮（a~e），然后裁切影像（f）以产生一个新的侧面微笑影像。

如果影像与水平线夹角<20°，则可以使用矫正功能对其进行修正（图4-15）。相机背面的多重选择器按钮可以上下左右调整影像。

如果影像稍暗或有阴影区域，D-Lighting功能可以将其亮度调高到3个级别：低、正常和高（图4-16）。

这些编辑功能操作起来方便快捷，完成后会创建一个具有单独文件号的新

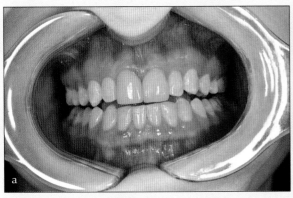
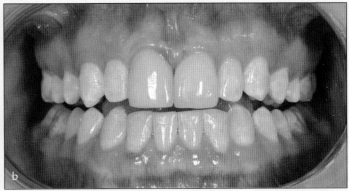

图4-17 （a和b）使用尼康相机的D-Lighting功能使影像的后部阴影增亮，然后再使用矫正功能和裁切功能获得理想影像。用尼康相机修图菜单不到1分钟就可以完成这3项调整。

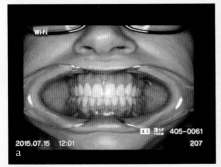
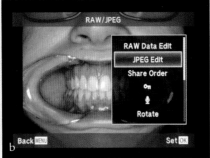
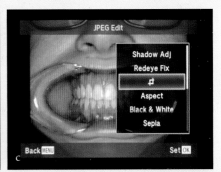

图4-18 （a~e）这些影像展示了奥林巴斯相机的内置编辑功能。奥林巴斯的内置编辑功能比尼康的修图菜单更初级，但效果不错。

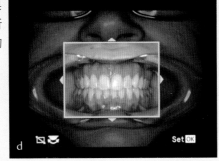
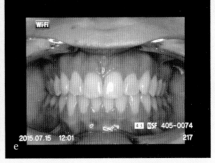

JPEG影像，该影像可以上传到患者病历记录中。图4-17中，使用尼康相机修图菜单完成了3个编辑功能：D-Lighting、矫正和裁切。如果影像构图完整、曝光合理、颜色真实、焦点正确，这些编辑功能能够呈现出专业的影像效果。

奥林巴斯相机OM-D E-M1也具有JPEG编辑功能和适当的裁切能力，但不像尼康相机那样复杂和完善（图4-18）。方框的大小只能缩小到1~2个预设的配置，这限制了方框相对于主体的精确度。不过，影像的长宽比可以调整，从而进一步优化并生成新影像。

使用相机内置编辑软件创建的新影像通常非常理想，可以从存储卡直接上传到患者的病历记录中。原始影像和二次编辑影像都保留在存储卡上，以供后续存档。原始影像和二次编辑影像在时间和顺序上应尽量接近，这有助于验证其合理

表4-5	60mm和105mm微距镜头的比较	
	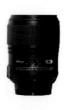	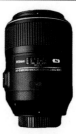
微距镜头	60mm	105mm
长度	85mm	120mm
重量	458g	752g
0.3m距离下的景深	20mm	0mm
焦距转换率改变的焦距*	90mm	155mm

*尼康或佳能相机（分别使用DX或APS-C传感器）有1.5～1.6的焦距转换率，可使镜头的有效焦距增加50%。

性和真实性。此外，如果在进行咨询或治疗时立即将一份影像副本上传到患者病历记录中，那么在就诊和影像之间就会产生明显的时间联系。

微距镜头

口腔临床摄影中常常需要拍摄特写影像，这属于微距1∶10和1∶1之间的范围。其中，被摄体尺寸在传感器上的再现比例相当于真实尺寸。例如，1∶8是一张脸，而1∶1是3颗牙齿的大小。带有微距功能的固定镜头（如袖珍相机的镜头）不足以获得高质量的临床影像。专用微距镜头匹配数码单反相机机身是一种理想的组合。

从传统上讲，口腔临床摄影的标准推荐镜头是105mm微距镜头，它适用于相对平面的前牙列和口外视图，这部分景深不是主要问题。然而，有时候需要考虑使用60mm微距镜头，它可以实现口腔临床摄影的全范围覆盖（表4-5）。

60mm微距镜头相比于100～105mm微距镜头有很多优点：

- 在0.3m范围内（镜头到被摄体）景深更大，允许更多的被摄体及其周围区域处于对焦状态。在实际应用中，60mm微距镜头实现了更可预测的景深（图4-19和图4-20）（60mm和100～105mm微距镜头的景深表可以访问dofmaster.com）
- 体积更小、重量更轻、操作更方便。这对于身材娇小或手小的牙医来说是非常重要的，使得单手操作相机变得更加容易
- 可以更好地管理焦距转换率所改变的视场。对于带有DX或APS-C传感器（1.5～1.6的焦距转换率）的相机，60mm镜头可以充当90mm镜头，而

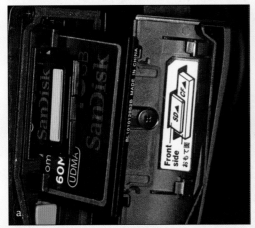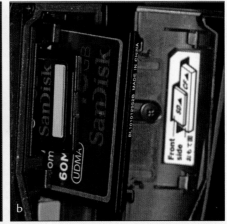

图4-19　60mm（a）和105mm（b）微距镜头的景深比较。摄影师与被摄体之间的距离为30cm。两张影像的焦点都在闪存卡上，但105mm微距镜头出现了明显的黄标虚化现象。

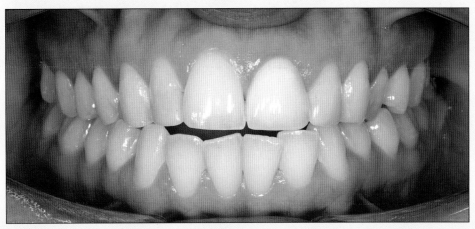

图4-20　在口腔中，中切牙到磨牙的距离接近50mm。如果没有使用60mm微距镜头，后牙可能会模糊不清。这也解释了口内摄影需要大景深的原因，其中1/3的景深在焦点（通常是上颌尖牙）的前面，2/3在焦点的后面。

105mm镜头可以充当155mm镜头。对于带有M4/3传感器（2焦距转换率）的相机，60mm镜头可以充当120mm镜头，105mm镜头可以充当210mm镜头。DX或APS-C传感器相机中的105mm镜头增加了视场，因而无法为某些口腔临床影像（如仰卧位拍摄的上颌牙弓影像）创造足够大的景深。而60mm镜头尽管视场发生了变化，但景深优势明显

- 更容易实现自动对焦

总的来说，60mm微距镜头为口腔临床摄影提供了更多应用空间，从口腔内部特写影像到人像或身体拍摄，全范围覆盖。同时，可以获得高分辨率的影像，允许大幅度的裁切而不损失细节。

现在很多镜头都带有影像稳定功能以减少震动。不过，这对于口腔临床摄影价值不大，拍摄时应该关掉。

闪光灯

闪光灯对于口腔临床摄影必不可少，有助于保持理想的快门速度、光圈和ISO。对于近距离的口内摄影，一个环形闪光灯或双点闪光灯可以获得较好的拍摄效果。如果远距离使用闪光灯（如距离1.5m的肖像），光圈设置（如f/10～f/8）需要比微距摄影（如f/20）大得多，这样可以让更多的光线到达传感器。根据笔者经验，口内摄影和口外摄影光圈约差10个F值（如口内摄影f/20、口外摄影f/10）。

一般来说，在序列口腔临床影像中保持拍摄的一致性是大有裨益。尼康或佳能的闪光灯在镜头曝光（TTL）模式下，能够与同品牌相机的对焦和拍摄模式自动无缝集成。TTL与自动拍摄模式一起使用时，会触发预闪光，以便通过测量被摄体反射回来的光强来自动调整闪光灯输出水平。这样做可以减少环境光对曝光的影响。大多数闪光灯具有增加或减少输出水平的能力。当口腔临床摄影需要更多或更少的光线时，闪光灯的参数调整可以进一步优化摄影效果。

尼康闪光系统

对于尼康相机，推荐使用R1C1无线双点闪光灯（图4-21）。使用无线闪光灯有显著的好处，而且附加的漫射器可以改善光线的传播。尼康R1C1有2个无线闪光灯，它们并不像SU-800无线闪灯控制器那样安装在热靴上，而是固定在镜头正面的适配环上。

尼康R1C1无线双点闪光灯安装起来比较困难。将漫射器固定在闪光灯上的塑料夹子有些廉价和松散，而且漫射器可能会被撞掉。每次使用后应关闭每个闪光灯元件，以节省电池电量。调整闪光强度的控制单元也需要与相机一同关闭。

佳能闪光系统

对于佳能相机，借助MR-14EX Ⅱ环形闪光灯产生的影像具有相对均衡的光覆盖（图4-22）。这是MR-14EX的升级版，但在口腔临床摄影上的差异可以忽略不计。佳能闪光灯通过电线连接到相机上，闪光灯比尼康R1C1体积小一点，只有控制单元需要电池，并且只有1个开关。

美兹闪光系统

美兹15 MS-1环形闪光灯是第三方闪光灯（图4-23），能与推荐的尼康、佳能或奥林巴斯相机系统实现无线匹配，尤其适用于奥林巴斯相机（表4-4）。

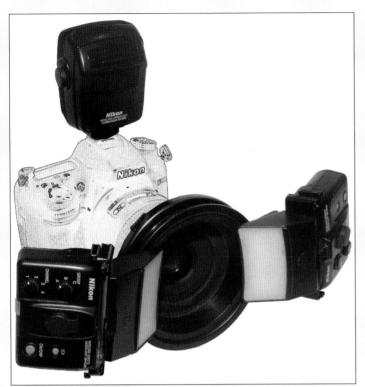

图4-21 尼康R1C1无线双点闪光灯的构造。尼康SU-800无线闪灯控制器安装在热靴上。2个带漫射器的尼康SB-R200无线遥控闪光灯连接在镜头正面的适配环上。

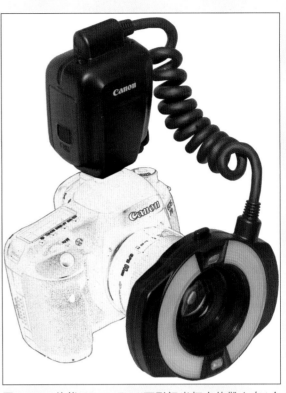

图4-22 佳能MR-14EX II环形闪光灯在热靴上有1个控制单元，通过电线连接到镜头前面的闪光灯上。

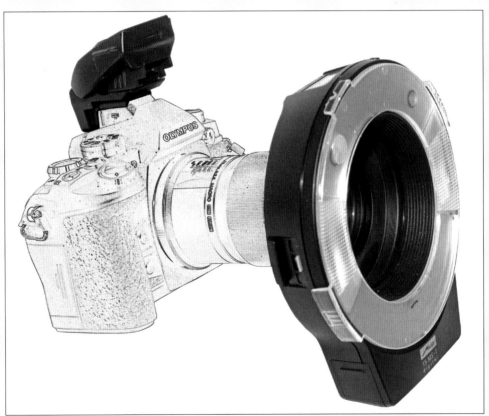

图4-23 美兹15 MS-1环形闪光灯安装在奥林巴斯相机的镜头前面。相机机身顶部的弹跳闪光灯需要打开并遮挡（图4-24）。

口腔临床摄影新视角

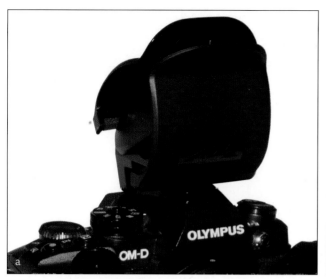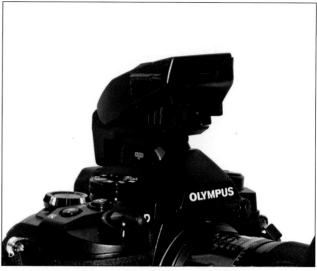

图4-24 奥林巴斯弹跳闪光灯用美兹塑料夹遮挡（a）。经过改装，打开的弹跳闪光灯用塑料片楔住，并用胶带固定（b）。

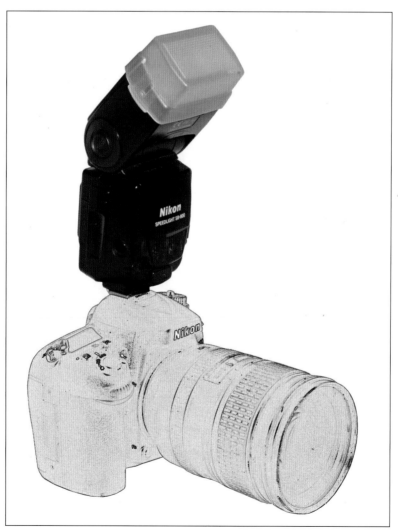

图4-25 尼康SB闪光灯。热靴上的单独闪光灯比微距环形闪光灯更适合日常摄影，包括面部和全身影像。

奥林巴斯RF-11环形闪光灯和FC-1闪光灯控制器的组合对于奥林巴斯E-M1来说太大了，而且非常昂贵。美兹环形闪光灯在佳能和尼康相机上使用时会使影像呈现蓝色，但在奥林巴斯相机上却不会产生任何问题。美兹闪光灯的工作方式与尼康R1闪光灯一样，相机自带的弹跳闪光灯被用作控制单元。这就要求它保持打开状态，并且和美兹闪光灯同时闪光。美兹提供了1个塑料夹来遮挡弹出的闪光灯（图4-24a）。但它不是特别稳定，在使用相机的时经常会被撞掉。实际上，奥林巴斯相机上的弹跳闪光灯并不固定，而是附着在热靴底座上。如果相机仅用于口腔临床摄影，可以从热靴上取下三角形塑料片，用其卡住闪光灯，然后用胶带缠绕固定，以便闪光灯控件可以长期保持打开状态（图4-24b）。

其他设备

对于超出微距范畴的日常摄影（如面部到全身的影像），安装在热靴上的单独闪光灯优于环形闪光灯或内置闪光灯。推荐的单独闪光灯有尼康SB系列（图4-25）、佳能EX系列和奥林巴斯FL-600R。这些闪光灯最好使用弹跳式，闪光头角度向上45°，并增加一个塑料漫射器。理想情况下，患者身后的背景应该是均匀的纯色，如黑色、灰色或白色。

60mm、100mm或105mm微距镜头可用于日常摄影，但使用定焦镜头或适当的变焦可能更加适合。对于使用DX、APS-C或M3/4传感器的相机，必须考虑到焦距转换率。通常80mm的焦距能拍出理想的肖像，尼康和佳能系统中的60mm微距镜头的工作焦距为90mm。由于100mm或105mm镜头的工作焦距为150mm或200mm，口腔临床有限的摄影空间可能无法拍出经典的涵盖头肩部的影像。

虽然有人推荐柔光箱、反光铲以及专门的口腔临床摄影工作室，但这些并非必需品，而且会使口腔临床摄影变得复杂，增加成本和时间。摄影棚拍摄需要搭建一个专门的区域，不能纳入口腔临床摄影常规流程。如上所述，适当的人像拍摄可以通过合适的闪光灯系统实现。

自然光或人工光源的辅助在口腔临床摄影中是有益的，不会干扰色调或颜色的清晰度。事实上，操作灯、头灯、顶灯都有利于相机自动对焦，并在阴影较深的区域产生补充光，而仅用闪光灯可能无法充分曝光所有区域。

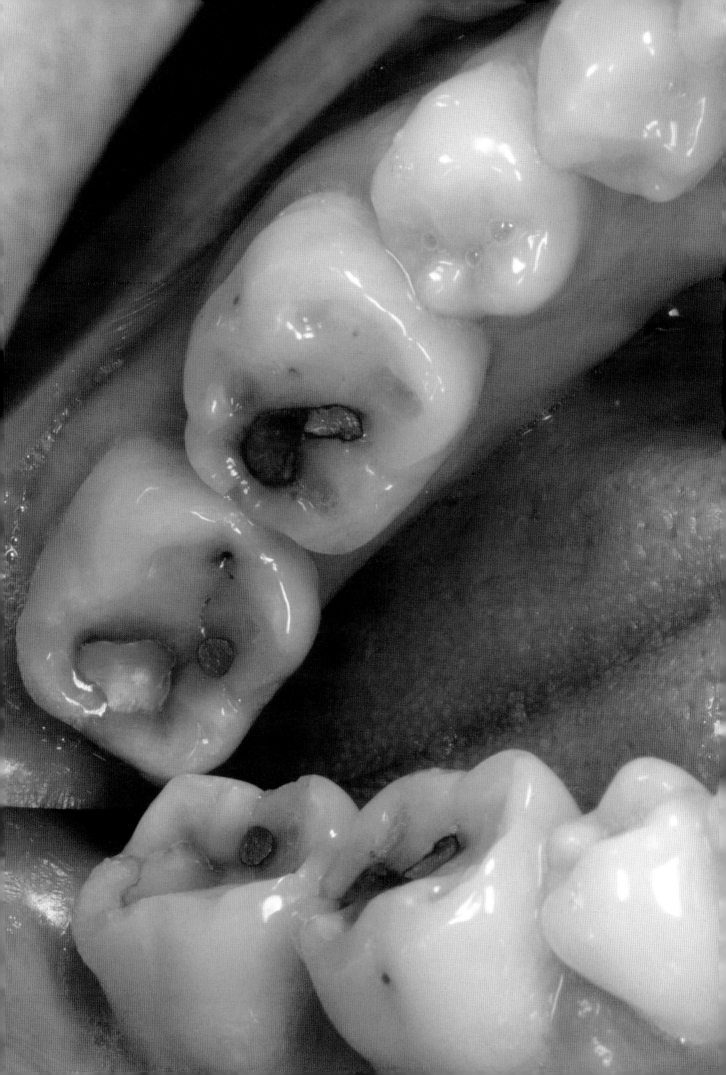

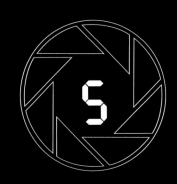

反光板、牵拉器和背景板

Mirrors, Retractors and Contrastors

反光板

　　反光板的使用大大扩展了口腔临床摄影的应用范围，使牙医能够拍摄口腔的各个区域。虽然标准影像是口腔临床摄影的核心，但很多临床操作也值得记录。在口腔临床工作中，通过使用反光板可以获得更大的视觉接触。

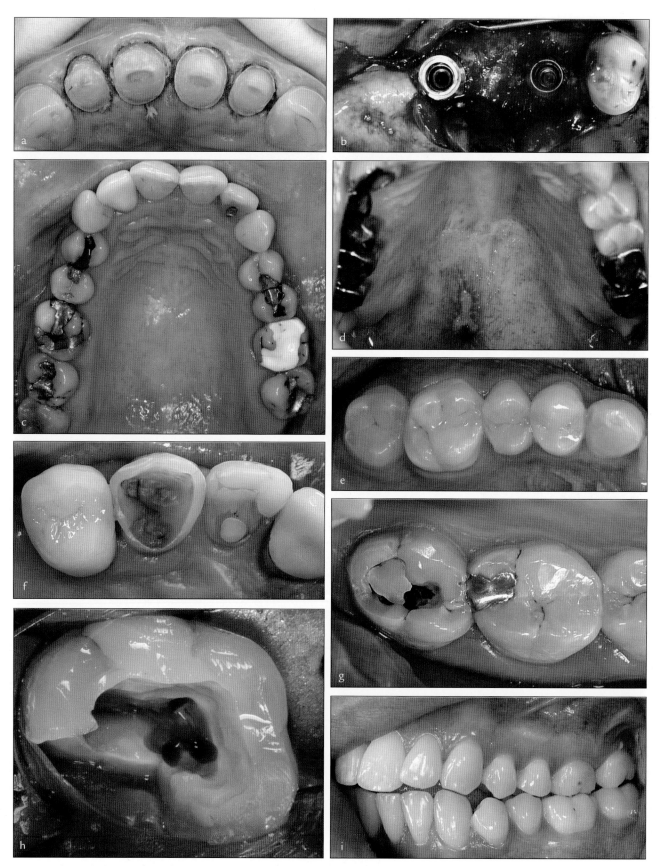

图5-1 （a~i）这一系列影像都是使用标准牙科反光板以垂直角度拍摄的。

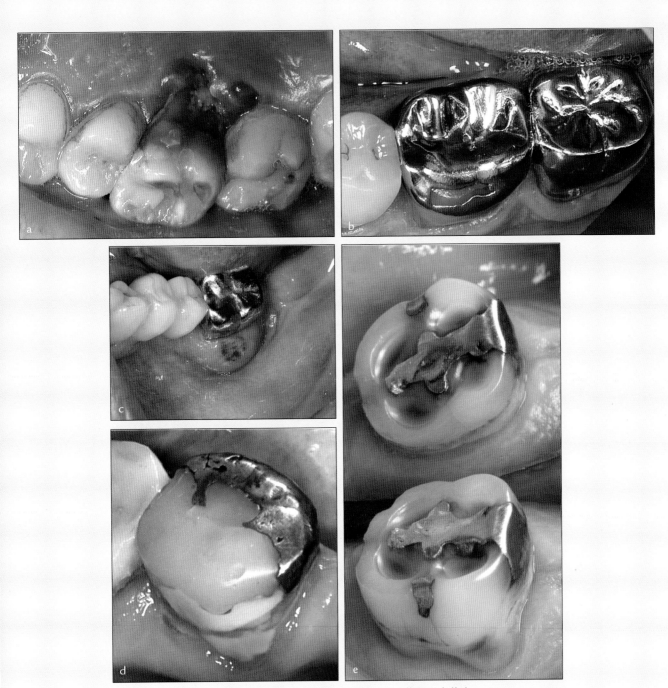

图5-2 （a~e）借助反光板，使用倾斜角度拍摄，可以获得更多信息。

　　有时直接摄影无法获得口腔的完整影像，反光板可以帮助牙医获得牙齿咬合面或颊面的临床影像（图5-1）。在反光板辅助下，偶尔使用倾斜角度拍摄，可获得更多的临床信息（图5-2）。

　　反光板主要有金属或玻璃两种材质。金属反光板可以是镀铬钢、镀铑钢、不锈钢或钛（图5-3a）。玻璃反光板的正面常使用铑、钛或铬的涂层，其反光性能比金属反光板更好，在较少光照下，具有更高的反射率，并产生更明亮的影像（图5-3b）。反光板按照用途又可以分为全牙弓反光板和局部反光板。

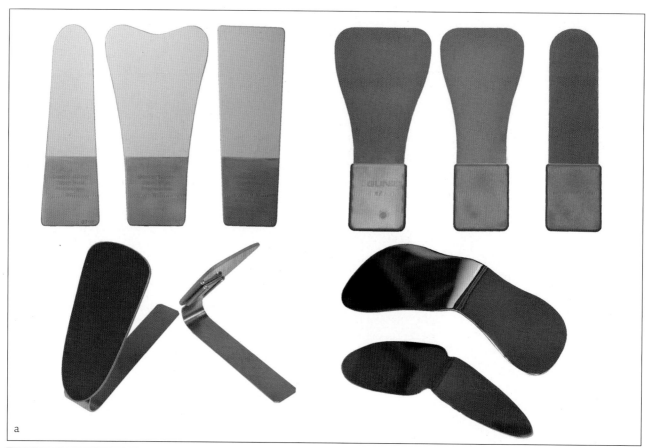

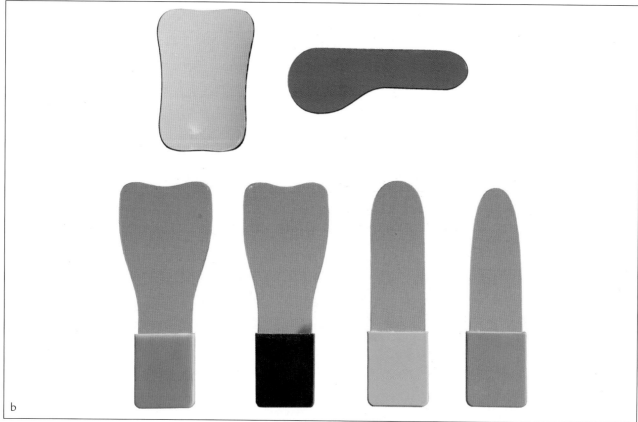

图5-3　反光板主要有两种材质：抛光的金属（a）或表面有反射涂层的玻璃（b）。

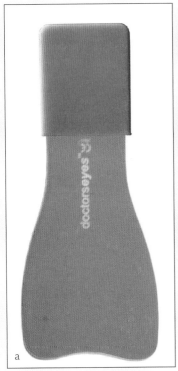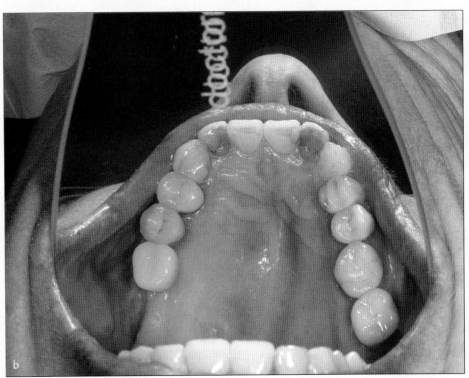

图5-4 （a）有些反光板（如DoctorsEyes）只有一个反光面，同时制造商标志被蚀刻在非功能面。（b）当使用非功能面拍摄时，影像会不清晰，而且会被制造商标志遮挡。

一套合理的反光板应包括：

- 全牙弓反光板——大、中、小
- 局部反光板——标准和锥形

牙医最好储备多个同种型号的反光板，以应对不同患者的连续拍摄。所有反光板都应单独装袋，每次使用后高压消毒。

许多牙医都有各自喜欢的反光板，DoctorsEyes就是其中表现卓越的一款。它是铑镀膜玻璃镜，只有一个反光面，操作中需要注意保护功能面，同时确保影像不是用非功能面拍摄的（图5-4）。

数码相机对于口腔临床摄影的成功是很重要的，但是一个好的反光板的影响也不能被低估。装有可拆卸橡胶手柄的反光板更便于操作，并且能够确保反光面足够大来覆盖全牙弓。许多旧款的反光板都比较小，握着反光板的手指会限制视野范围。

当然，随着时间的推移，即使小心操作，反光板也难免出现划痕，这会降低影像质量（图5-5a和b）。应尽量避免金属器械放置在反光板上（如将反光板放置在金属托盘上）。像所有牙科器械一样，反光板也是有寿命的，其寿命长短取决于为避免划伤所采取的护理措施。牙医应该指导和培训员工在使用前装袋妥善保管，使用时与其他设备分开保存，所有反光板每次使用后应分别装袋和高压灭菌。

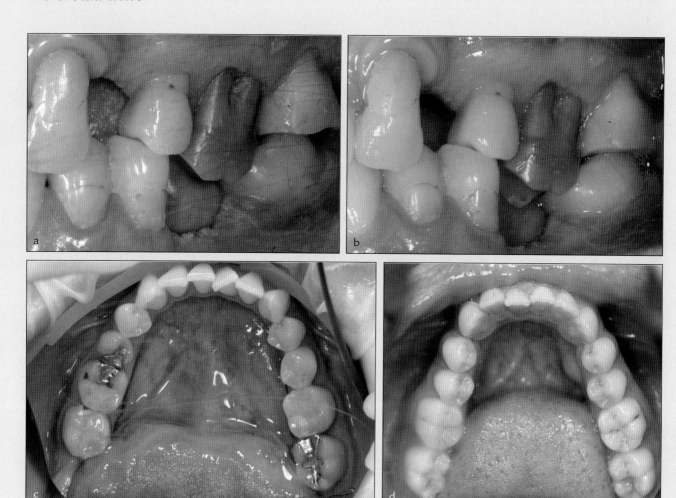

图5-5　临床影像的价值可能被划痕（比较a和b）、水印（c）和雾化（d）所削弱。

残留的划痕和水印会破坏摄影效果（图5-5c），超细纤维布和除雾液在使用前可用于清洁反光板上的划痕。使用气枪吹拂可以在一定程度上解决雾化问题，适度加热反光板也可以取得不错的效果（图5-5d）。如果拍摄的速度足够快，那么雾化问题就会被最小化。随着技术不断进步，拍摄过程会更加精简，拍摄的时间也会缩短，患者的不适感会越来越小。

使用反光板拍摄影像可以很好地帮助患者理解牙齿缺损的程度和拔除的必要性。例如，一位60岁左右的男性患者，右上颌的固定修复体松动。修复体从右上颌第二前磨牙延伸到第二磨牙，前磨牙上还有精密附件。根尖周X线片（图5-6a）可以看出前磨牙的劈裂和感染，但患者仍然坚持认为旧修复体可以继续使用。上颌牙弓影像（图5-6b和c）对显示前磨牙缺损的帮助不大，但从有角度的特写影像中（图5-6d和e）可以看出已经分离的牙根。将临床影像与X线片一起展示给患者，这种视觉数据的组合让患者接受了牙医建议的治疗方式。牙齿被拔除后，可以看到牙根纵折，进一步证实了拔牙的必要性（图5-6f）。

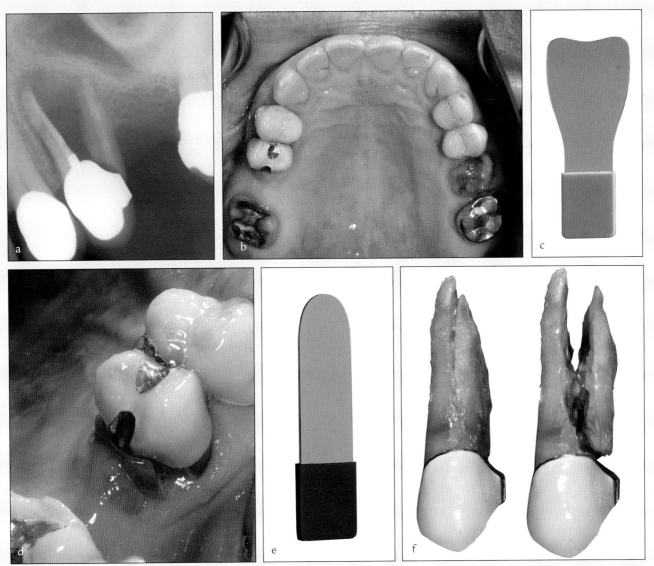

图5-6　临床影像和X线片的结合可以有效展示患者前磨牙的损伤程度和拔除的必要性。（a）根尖周X线片显示前磨牙折裂和感染。（b和c）用全牙弓反光板拍摄的最大咬合影像无法有效展示损伤。（d和e）用局部反光板拍摄的特写影像显示了牙体缺损的严重程度。（f）牙齿的纵折进一步证实了拔牙的必要性。

镜像翻转

　　虽然在口腔临床摄影中使用反光板有很多好处，但有一个问题：所得到的影像是左右水平翻转的。当拍摄咬合和侧方影像时，全牙弓反光板和局部反光板都会出现这种情况。其结果类似于全景X线片的左右方位，需要牙医指出特定的牙齿和情况，向患者解释清楚方位。

　　最简单的办法是对原始影像使用镜像翻转工具进行校正。图5-7显示使用全牙弓反光板拍摄的上颌牙齿模型，左侧覆盖有蓝色粉末。原始影像可以使用软件进行镜像翻转，从而产生标准影像。目前，许多软件在菜单程序中都可以实现镜像翻转功能，但不会提示哪个是正确影像。

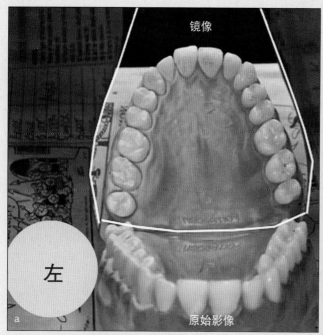

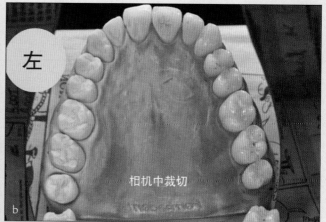

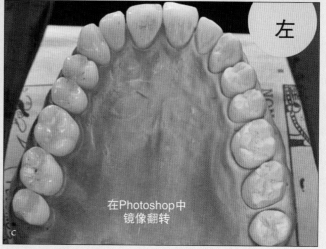

图5-7 镜像翻转。（a）在反光板中拍摄上颌牙模型的咬合面影像。（b）使用反光板拍摄而得到的镜像。（c）使用软件对最终影像进行裁切和镜像翻转。

　　全景X线片的好处是有一个L标记，表示口腔的左侧。然而，临床影像没有可分辨的标记，唯一可以肯定的是，如果使用了反光板，原始影像肯定是反的。因此，一定要有一个管理和存储这些影像的方法，以确保临床影像的左右方位是牙科诊所工作人员都知晓的。

　　虽然许多影像编辑软件都能够实现镜像翻转，但目前在相机内仍没有这一功能，而且在大多数牙科数字成像软件中也是缺失的。这意味着上传到患者病历记录中的临床影像的方位一直是反的。最简单的方法是及时将使用反光板拍摄的影像导入到另一个软件中（如Adobe Photoshop、Adobe Lightroom、Apple Keynote、Microsoft PowerPoint、Apple Preview、Microsoft Paint）进行镜像翻转。希望牙科应用程序的软件开发人员今后将镜像翻转作为一个基本功能，只要影像上传到患者病历记录中，就可以进行自动镜像翻转。

　　标记影像方位的另一个方法是同时拍摄牙列的正面咬合影像（图5-8）。因为这张影像是在没有反光板的情况下拍摄的，方位类似于全景X线片。左、右侧之间通常存在各种牙齿差异（如间隙、修复体、整齐程度等），这些差异可以帮助记

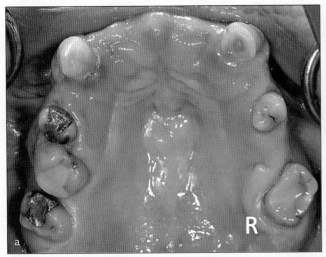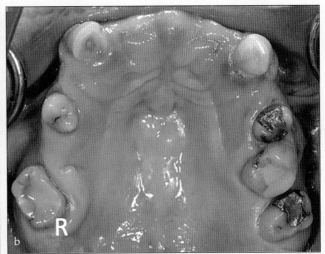

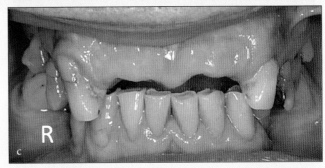

图5-8 拍摄牙列的正面咬合影像，有助于帮助标记影像方位。（a）反光板下拍摄的原始影像。（b）已镜像翻转的校正影像。（c）同时拍摄的正面咬合影像。该影像可以确认口腔的左右侧，注意上颌左侧第二前磨牙的银汞合金充填体，可用于验证校正后的临床影像方位。

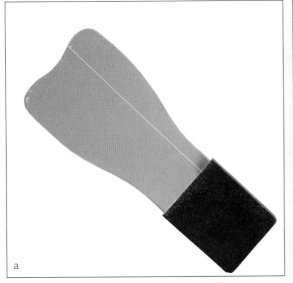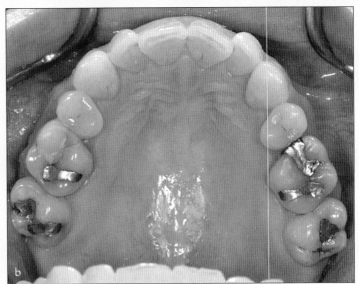

图5-9 （a）左侧有激光蚀刻线的反光板。（b）用激光蚀刻线指示影像左侧的校正影像。

录和验证影像的正确方位。

标记影像方位还有一种方法是在反光板上刻蚀偏侧纵行激光。如果拍摄时始终将蚀刻线与口腔左侧对齐，那么即使裁切后，也可以在生成的影像中识别出左侧方位（图5-9）。

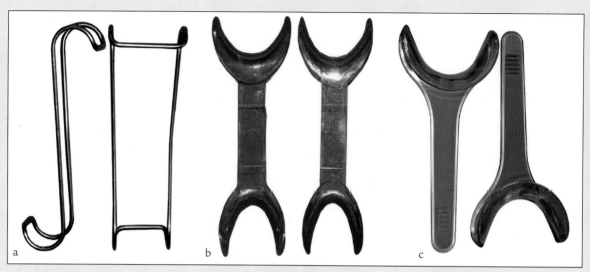

图5-10　唇颊牵拉器。（a）不锈钢牵拉器。（b）塑料双端牵拉器。（c）塑料单端牵拉器。

咬合面影像常常是牙医进行患者宣教的主要工具。由于存在镜像，这可能在开始时会使患者感到困惑，但解释清楚这种现象（稍后会进行镜像翻转）之后能使他们的注意力集中在具有标记（如间隙、牙冠等）的单侧牙弓上，然后找到正在讨论的问题点。这是在集中诊断单颗牙齿之前，使用全牙弓影像进行整体口腔观察和对比的好处。

牵拉器

牵拉器有助于将唇颊从牙齿上移开，让相机捕捉到牙齿唇侧的更多细节，并将视野向后延伸。牵拉器一般由不锈钢或塑料材质制成，通常有大小两个末端。在使用牵拉器和反光板之前，通常在患者的嘴角涂上适量润滑剂，特别是在开口受限或软组织脆弱时。

不锈钢牵拉器有多种样式，其中许多是从外科手术用的皮瓣组织牵拉器改造而来。最受欢迎的不锈钢牵拉器是哥伦比亚牵拉器，双端成对（图5-10a）。它们可以单独用于象限或侧方影像，也可以成对用于正面咬合影像。

塑料牵拉器可单独使用或成对使用，通常有成人和儿童尺寸（图5-10b和c）。双端自回缩塑料牵拉器在摄影时也能提供一定的帮助，但总是难以放置且患者舒适度差（图5-11）。通常单端牵拉器是首选，这些牵拉器可以由助手或患者牵拉。当患者握持牵拉器时，他们也参与到了摄影过程中，可将不适感降至最低（图5-12）。

不锈钢牵拉器最常用于口腔临床摄影，包括全牙弓影像、象限影像和局部特写影像（见第6章）。 与塑料牵拉器相比，不锈钢牵拉器可操作性强，能让反光板

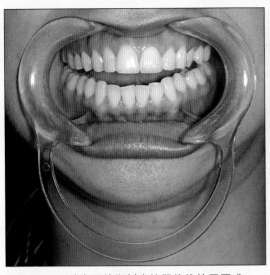 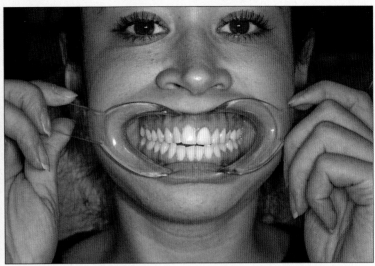

图5-11　双端自回缩塑料牵拉器往往放置困难，患者舒适度差。　　图5-12　患者手持单端塑料牵拉器。

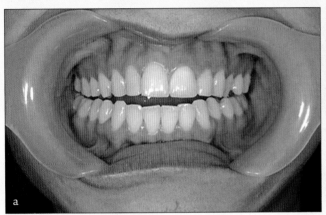 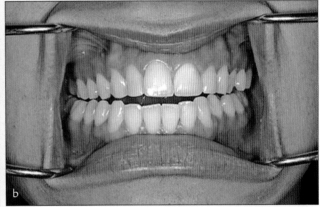

图5-13　拍摄正面咬合影像时，塑料牵拉器（a）是首选，因为与不锈钢牵拉器（b）相比，塑料牵拉器（a）能暴露更多的后牙。

　　轻松、正确地放置在口中。此外，不锈钢牵拉器对临床影像的干扰较小。

　　而塑料牵拉器多应用于以下几种特定情况：

- 正面咬合影像，可以暴露更多的后牙（图5-13）
- 侧方咬合影像，可以使唇部远离前牙（见第6章）
- 前侧方咬合影像，可将其从一侧旋转到另一侧以暴露牙齿（见第6章）

　　一些牙医使用开口器（OptraGate，Ivoclar Vivadent）来提高口腔临床过程中的能见度和可操作性。这些开口器也可以用来辅助摄影，但拍摄效果不如牵拉器（图5-14）。

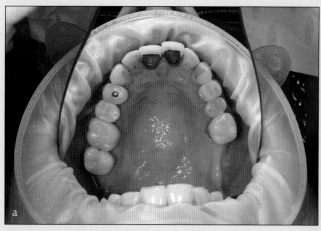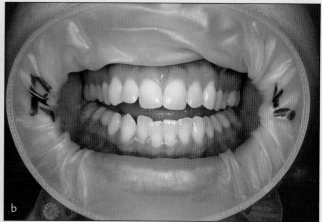

图5-14 （a和b）开口器用于临床摄影。

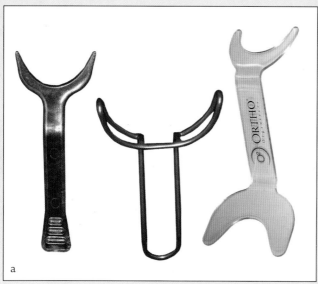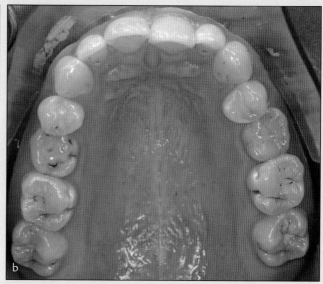

图5-15 （a）唇牵拉器可以使唇部远离前牙。然而，它们向后的延展性不够，并且还需要一个助手将牵拉器握持在适当的位置。（b）使用唇牵拉器辅助拍摄的上颌全牙弓影像。

　　唇牵拉器是一种专用于牵拉唇部的牵拉器。拍摄全牙弓影像时（图5-15），有时会使用唇牵拉器使唇部远离前牙。然而，它们通常只延伸到前磨牙，并不能帮助后颊组织远离牙齿。

背景板

　　背景板主要由黑色氧化铝材质制成，有多种形状（图5-16）。它们通常被用在前牙拍摄中，以消除背景颜色和其他因素的干扰（图5-17）。此外，背景板有助于突出牙齿的特征和细节。背景板也可以用于拍摄牙冠、修复体和拔除的牙齿等。这样可以简化影像的后期处理（图5-18）。

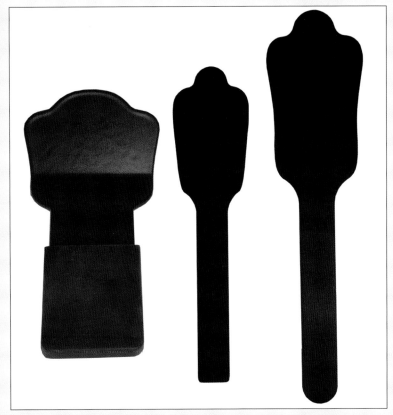

图5-16 黑色背景板套装。

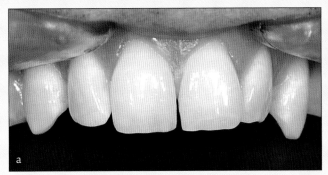 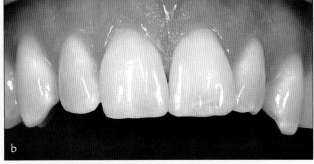

图5-17 （a和b）使用背景板辅助拍摄牙齿间隙关闭，以隔离影像中可能产生的干扰因素。

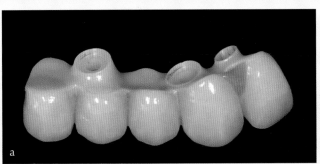 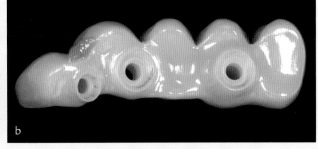

图5-18 （a和b）使用背景板辅助拍摄全瓷修复体。

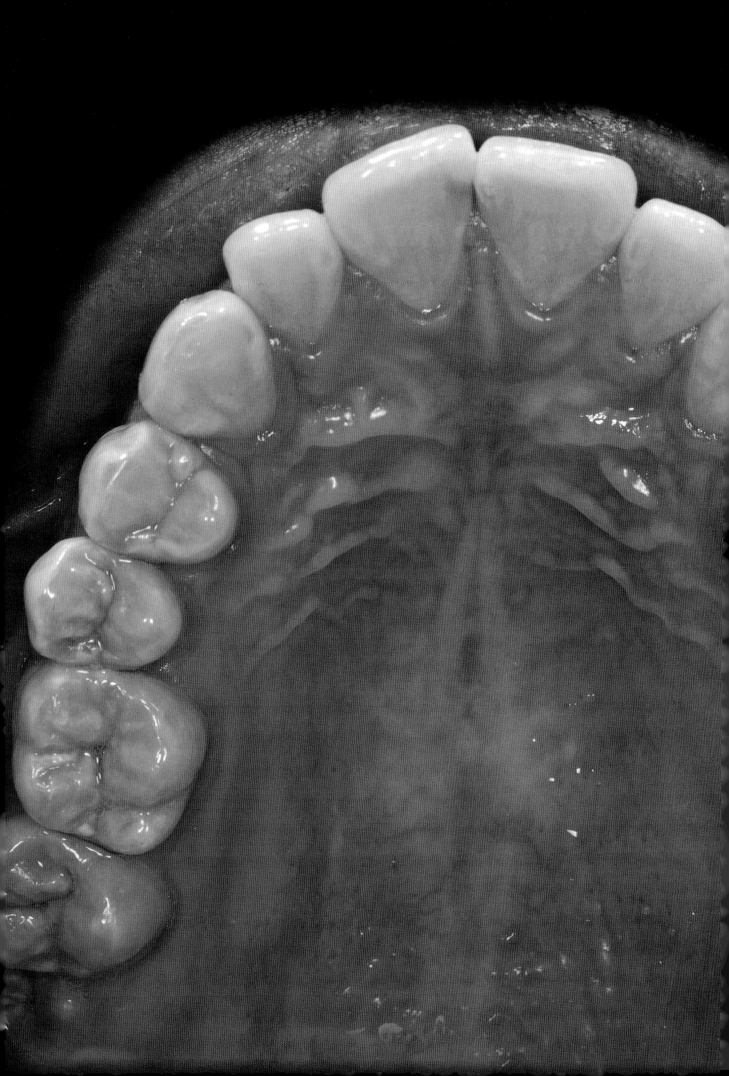

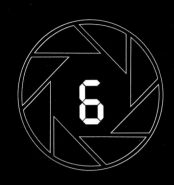

标准临床影像指南

A Guide to Standard Views

　　标准影像在口腔临床实践中有广泛的应用。在初次就诊时拍摄的标准影像可以作为患者病历记录的一部分，也可以用于疾病诊断、治疗计划、病例报告、转诊和患者的口腔卫生宣教。而在后续治疗阶段拍摄的序列标准影像，则可以记录牙齿和软组织形态的变化，并让患者了解治疗进展。本章中概述的指南（图6-1）适用于拍摄所有口腔软硬组织在内的标准临床影像。

标准

正面部影像

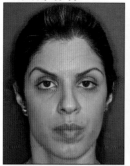 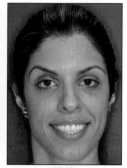

放松　　　　　　　　　微笑

微笑影像与大笑影像

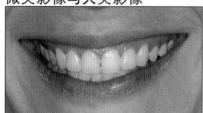 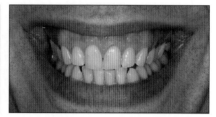

侧方咬合影像

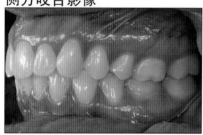 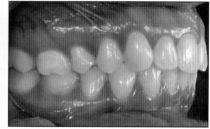

前侧方咬合影像

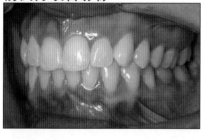 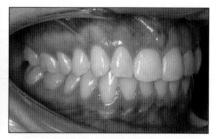

象限影像

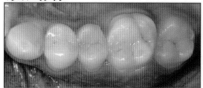 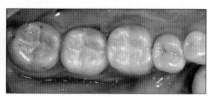

上颌　　　　　　　　　下颌

图6-1　标准临床影像。

影像

侧面部影像

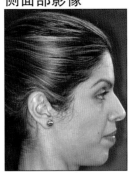
侧面部

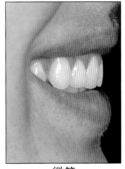
微笑

正面影像

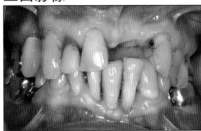
正中关系位

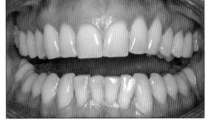
微张口

全牙弓影像

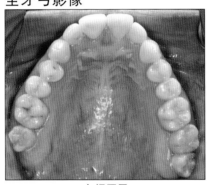
上颌牙弓

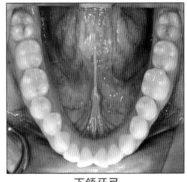
下颌牙弓

局部特写影像

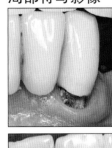
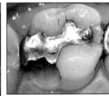
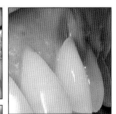
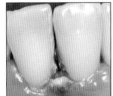
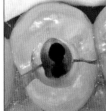
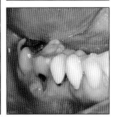

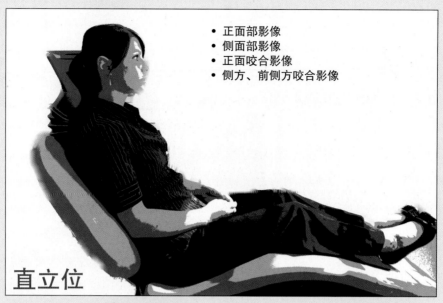

图6-2　拍摄正面部影像、侧面部影像、正面咬合影像、侧方及前侧方咬合影像时，患者处于直立位是理想摄影体位。

高分辨数码摄影的最大优点在于，无论是完整原始影像还是部分裁切影像，都可用于临床。值得注意的是，要建立管理临床影像的流程和协议，并且始终要考虑到作为摄影对象的患者的尊严和隐私。所有临床影像都应保存在患者病历记录中，并标记相应的日期，原始影像应保存在安全、规范的环境中。

本章内容如果能完整地应用到口腔临床实践中，必将持续、有效地产出高质量影像。笔者鼓励牙医参加口腔临床摄影课程，将摄影技术作为牙医的必备素质，熟练掌握这项技能并应用于临床诊疗中。

患者体位

直立位与仰卧位

患者的体位通常不太受重视，因为牙医习惯于所有的影像都以直立或半仰卧位拍摄。事实上，把患者限制在一个体位，同时把牙医限制在患者面前的狭小半径内，似乎是对完全可调牙椅所能提供的位置组合的浪费。

大多数口外影像（如正面部和侧面部）通常首选患者处于直立位时拍摄（图6-2）。牵拉口角拍摄的正面和侧方咬合影像，也通常在直立位与其他口外影像一起拍摄，尤其对于初诊患者。

为了获得包括后牙在内的最大拍摄视野，摄影师应该明确自己和患者的体位。对于大多数口内摄影（即上下颌牙弓、象限和局部特写影像），建议患者采用仰卧位（图6-3）。这是牙医进行临床诊疗时的常规工作位置，如果要在治疗期间拍摄影像，保持这个位置即可，避免在调整牙椅上浪费时间，还可促使临床摄影成为整个治疗过程中无缝衔接的一环。

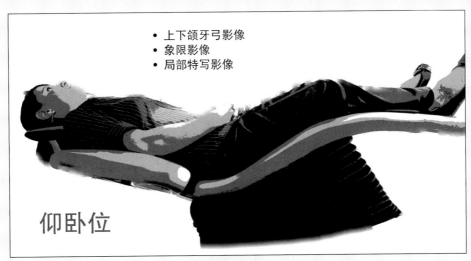

- 上下颌牙弓影像
- 象限影像
- 局部特写影像

仰卧位

图6-3　患者仰卧位有利于口内影像的拍摄，包括：上下颌牙弓影像、象限影像、局部特写影像。

专栏6-1	口腔临床摄影辅助工具

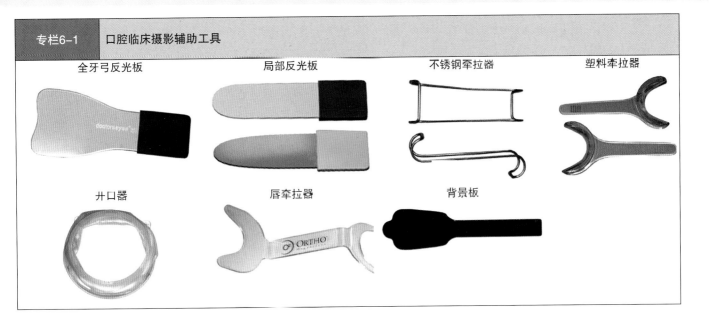

全牙弓反光板　　　局部反光板　　　不锈钢牵拉器　　　塑料牵拉器

开口器　　　唇牵拉器　　　背景板

　　口腔临床摄影辅助工具（专栏6-1）。塑料牵拉器适用于正面咬合影像、侧方咬合影像及前侧方咬合影像的拍摄，而不锈钢牵拉器适用于所有其他口内影像的拍摄。对于上下颌牙弓影像，塑料牵拉器会干扰全牙弓反光板的摆放位置，尤其对于口腔狭小的患者更为明显。对于直立位患者身后的助手来说，正确放置牵拉器和反光板较为困难。而当患者处于仰卧位时，则比较容易牵拉与摆放。

　　助手通常保持坐位，在牙医拍摄时一只手握持反光板，另一只手握持三用枪，在拍摄前吹干牙面。但如果要从直立位患者的后面吸唾并对反光板吹干除雾，对于助手来说就非常困难，因为助手必须从椅子上站起来，这就延长了拍摄时间。

口外摄影时的定位

　　初诊患者的拍摄顺序通常从直立位的口外影像开始。与立即将患者置于仰卧

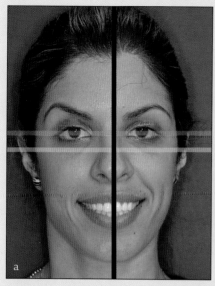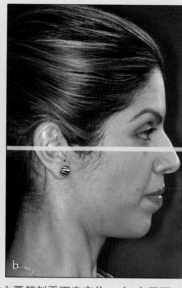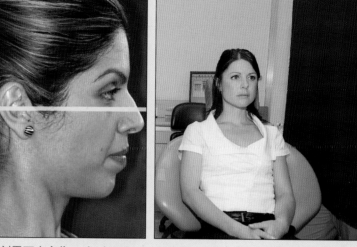

图6-4 对于面部影像的拍摄，头部应按主要解剖平面来定位。（a）正面观：中线（黑线）、眶间线（蓝线）和眶下线（黄线）。（b）侧面观：法兰克福平面（黄线）。

图6-5 在患者旁边放置泡沫板（黑色、白色或灰色）作为背景板。患者不需要从牙椅上移动就可以完成口外影像的拍摄。

位进行口内拍摄相比，正面部影像的拍摄不容易令患者紧张。正面部和侧面部拍摄之后，用塑料牵拉器辅助拍摄正面咬合影像，在患者自行牵拉口角的情况下，可以很容易地拍摄到前侧方咬合影像（图6-21g和h）。

　　对于全面部的口外影像（正面和侧面），应根据解剖平面确定头部的方位（图6-4）。在正中矢状面中，中线应该垂直于地面。在横断面上，法兰克福平面（眶耳平面）、眶间线或眶下线都应与地面平行。其中，法兰克福平面是最常使用的参考平面。

　　对于正面部或侧面部的拍摄，需要准备一块黑色或白色的泡沫板（50.8cm×76.2cm）作为背景板，这样患者不需要离开牙椅即可完成拍摄。在拍摄正面部影像时，背景板通常放置在头和肩膀后面（图6-8）。在拍摄侧面部影像时，助手将背景板放置在患者身旁，放置前确保头部的位置和方向已保持稳定（图6-5）。

　　大多数牙椅的仰卧位是由操作者决定的。牙椅原始设定的直立位通常随着品牌和型号的不同而变化。许多牙椅没有一个位置能调整到患者背部完全直立。此外，一些牙椅的头枕可调，可以向前移动头枕使头部垂直，而另一些头枕则固定在椅背上无法调整。

　　将头部稳定在一个适当的位置非常重要。直接要求患者将头部向前移动以达到正确的方位算不上理想的办法。为了建立拍摄口外影像的标准构图，头部的稳定和位置的可重复必不可少。最简单的解决方案是使用一个可拆卸的头垫附在牙椅的头枕前部（图6-6和图6-7）。它可以调整患者的头部向前，使患者的面部更直立，并直接面对摄像头。如果头垫没有达到理想的垂直度，助手也可以将背景板放在患者身后，即患者背部和牙椅靠背之间。这可以使患者直立并稳定头部，以便进行正面部口外影像的拍摄（图6-8）。

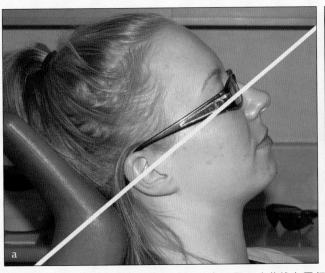 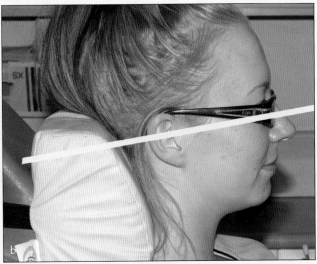

图6-6 （a）借助牙椅上的头枕使法兰克福平面（黄线）平行于地面可能比较困难。（b）使用头垫可以解决这个问题，头垫使头部垂直，拍摄难度明显降低。

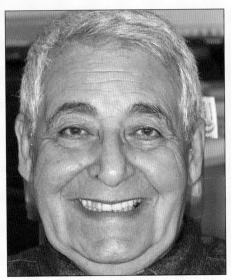 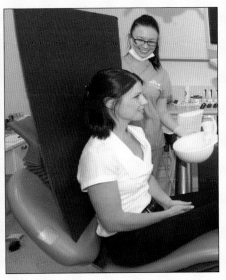

图6-7 使用头垫可以稳定头部，更容易保证法兰克福平面和矢状面的稳定。

图6-8 在患者身后放一块背景板，可以使头部保持直立和稳定，以便进行正面部的拍摄。

拍摄正面部影像时，如果以矢状面中线为界，两侧存在显著不对称的面部结构时（如眼睛高度不一致、一侧嘴角低于另一侧等），此时就要放弃眶间线或眶下线作为水平参考，而应该关注水平构图与中线相垂直。保持正确的面部位置会在影像上突出显示牙齿的问题。

对于正面部和侧面部影像的拍摄，最好将相机旋转90°，调整为人像拍摄模式，以便让更多的头部影像填充到画面中。使用佳能MR-14EX、尼康R1C1以及美兹15 MS-1闪光灯时，需要90°旋转闪光灯。这样既得到了合适的光源，又能确保患者面部两侧光线的均匀分布（图6-9）。

对于面部影像的拍摄，相机的位置应时刻注意与水平面或垂直面保持一致。

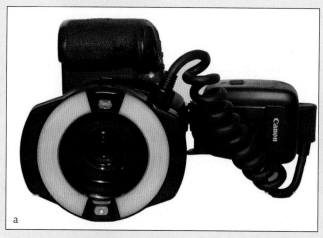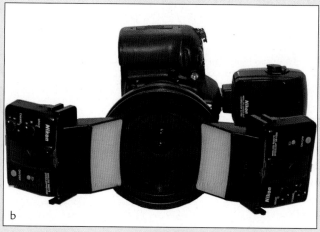

图6-9 对于面部影像（如正面部和侧面部影像）的拍摄，以佳能（a）和尼康（b）相机为例，需要将机身旋转90°。环形闪光灯旋转回水平方向，以确保光线在患者面部两侧均匀分布。

拍摄完整的正面部影像时，应使用取景器确保眶间线是水平的，中线既要垂直于眶间线，又处在构图的中心。对于摄影师来说，最好将相机放置在与面部同一水平高度上。退一步来讲，相机稍微高于面部也比低于面部要好。拍摄侧面部影像时，以法兰克福平面为标志确定头部前后的位置，调整相机在人像模式下与头部处于同一水平高度。

仰卧位适用于拍摄上下颌牙弓影像，因为这样更利于助手操作和吸唾，摄影师也更容易移动和定位患者。然而，在拍摄全面部影像时，如果患者采用仰卧位，会使头部与地面的角度增加，需要摄影师站得很高才能勉强对齐。

尽管符合标准和规定的定位很重要，但在拍摄完成后对影像进行一些后期处理也是可以的。根据经验，建议新手拍摄面部影像时在头部周围预留一些空间，例如拍摄时把肩膀包括在内，这样就为必要的后期处理留有余地。

口内摄影时的定位

除牙齿的正面、侧方及前侧方咬合影像，大多数口内影像是在仰卧位拍摄的。口内摄影主要以牙列为目标，由于面部的其他部位都不在影像中，咬合平面或上颌两侧尖牙的牙尖连线就成为重要的水平视角参考（图6-10）。如果相机在咬合平面过于偏上方或偏下方，牙列的正面咬合影像就会效果不佳（图6-11）。

仰卧位对于上下颌牙弓影像的拍摄尤其重要，第二磨牙必须被包含在影像中，这在患者处于直立位时是不可能实现的（图6-12）。拍摄上颌牙弓影像时，牙医应站在患者头部的正后方（12点位置）（图6-13）。牙医移动到6点位置则可以拍摄下颌牙弓影像（图6-14）。上颌象限影像或局部特写影像通常使用局部反光板在11点~1点位置拍摄，而下颌局部影像通常在7点位置拍摄。

拍摄上颌牙弓时，为了获得完整影像，往往需要降低牙椅，将患者头部尽量向后倾斜。当使用100mm或105mm微距镜头时，尤其要注意这一点。因为这些镜

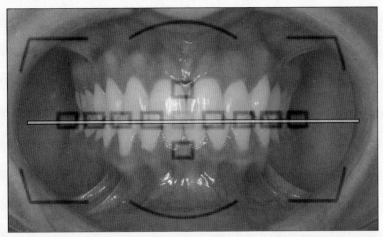

图6-10 咬合平面是牙列定位的重要依据（如牙齿的正面咬合影像和侧方咬合影像）。

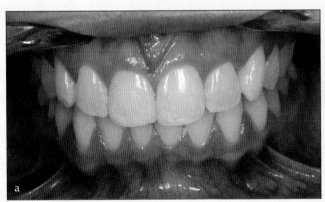

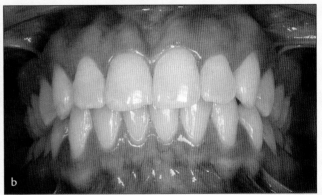

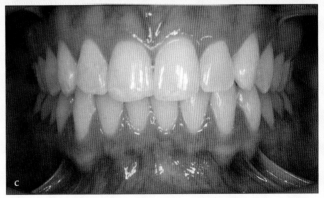

图6-11 正确的水平视角是拍摄正面咬合影像的关键。（a）在咬合平面偏上方拍摄。（b）在咬合平面偏下方拍摄。（c）正确的水平视角拍摄。

头的有效焦距增加了50%，减少了取景视野，为了在取景器中获得整个牙列，就迫使摄影师要更远离患者。60mm微距镜头（相当于90mm镜头的视场）就不会导致这些问题，在拍摄所有的口内影像时，患者都保持在标准仰卧位即可。

拍摄前应检查全牙弓反光板的尺寸。如果反光板太小，影像就不能显示牙齿的侧后方完整镜像。如果反光板太大，放置时患者会感到疼痛，进而对拍摄产生抗拒。拍摄上下颌牙弓影像时，反光板应放置在尽可能靠后的位置，然后通过调整反光板的高度来接触对颌牙列，同时患者应保持大张口。另外，拍摄下颌牙弓

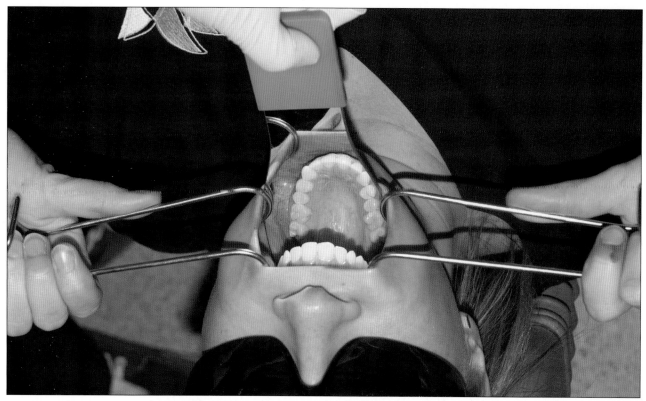

图6-12　上下颌牙弓影像应始终包括第二磨牙，只能在仰卧位进行拍摄。

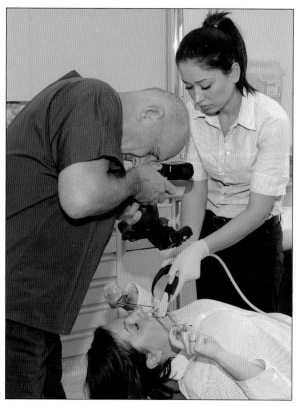

图6-13　拍摄上颌牙弓影像时，患者仰卧位，摄影师位于患者头部的后上方（12点位置）。

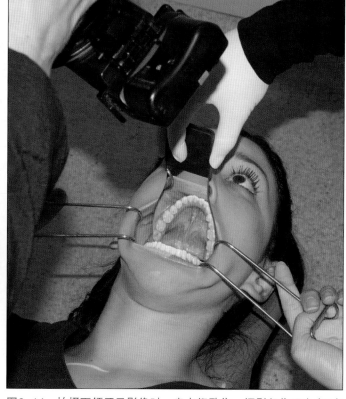

图6-14　拍摄下颌牙弓影像时，患者仰卧位，摄影师位于患者6点位置。

影像时，舌部放在反光板后面会更有利于拍摄。

拍摄全牙弓影像时，速度和效率非常重要。长时间大张口和呼吸不畅会使患者感到明显不适。将器械放入口内前，应首先完成吸唾。在放置牵拉器和反光板之前，提前打开相机和闪光灯。牙医和助手就位。拍摄时，如果反光板起雾，助手应立即用三用枪吹干。通过反复练习，反光板的摆放和拍摄应在数秒内完成。如果反光板放在患者口内，牙医再去调整相机，就更有可能出现患者不适、有唾液和起雾等问题。

使用牵拉器时，最好由助手先放入牵拉器，然后让患者自己牵拉。对于正面咬合影像，患者只需向外侧牵拉牵拉器。对于上下颌牙弓影像，叮嘱患者在反光板放置前将牵拉器向外侧牵拉。此外，拍摄上颌牙弓时向上牵拉，拍摄下颌牙弓时向下牵拉。这样可以使面颊远离牙齿，有助于防止唇部覆盖前牙。牵拉器的操作可以在拍摄前指导患者进行练习。

局部反光板可以更具体地反映局部影像，也可以用于张口受限的患者口内。局部反光板可放置在更垂直于咬合平面的位置。如果相机也在平行于牙列的近远中方向放置，所得到的影像将在两个平面上精确对齐（图6-15）。

有时，利用牙齿舌腭侧的局部反光板将直接和间接拍摄的影像组合在一起，可以提供牙列的多个视角。这是从三维上评估牙齿缺损或疾病特点的有效方法（图6-16）。

侧方咬合影像仅适用于特定情况，而前侧方咬合影像适用于大多数临床情况。使用同一个塑料牵拉器，在拍摄完正面咬合影像后几秒内就可以完成前侧方咬合影像的拍摄（6-17a）。而侧方咬合影像的拍摄更为复杂，患者通常会感到不适（图6-17b）。

下面提供了分步拍摄流程以及具体的指南，以达到临床影像的拍摄标准。

相机设置

进行口腔临床摄影时，相机进行以下设置：

- 拍摄模式：尽管通常只调节光圈F值，也建议使用手动拍摄模式
- 光圈：在每次拍摄前，需要首先调整光圈F值，通常口外摄影（f/12～f/7），口内摄影（f/22～f/18），两者约差10个F值（图3～8）
- 对焦：自动对焦通常使用单点区域模式（AF-S或单次AF）和单次曝光模式。请注意，对于口外影像，眼睛应处于焦点的位置。而对于露出牙齿的影像，则牙齿处于焦点的位置

有关相机原理和设置的深入讨论见第3章。此外，建议将颈带从相机上取下。因为当摄影师在患者头部上方拍照时，如果颈带是自由悬挂状态，可能会干扰临床摄影。

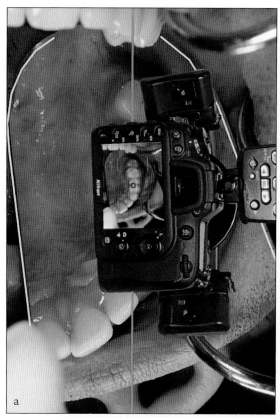
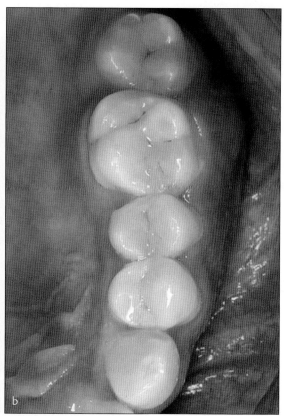

图6-15 （a）使用局部反光板拍摄时，反光板（用黄线标出）应垂直于咬合平面放置。相机的方向与反光板平行（见相机的显示屏和绿线）。（b）所得到的影像与牙列完全对齐。

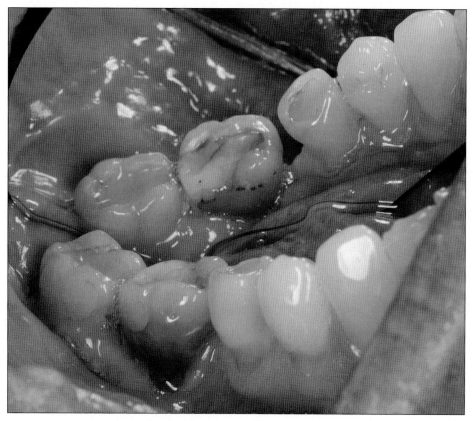

图6-16 在牙齿的舌腭侧使用局部反光板可以提供牙列的多个视角，包括直接和间接视角。

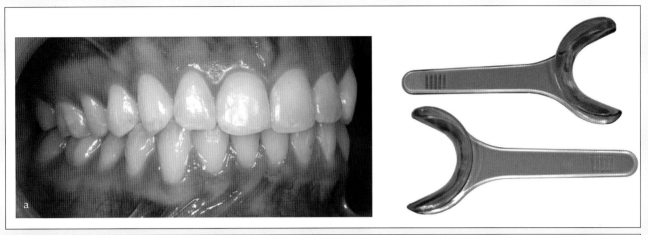

图6-17　（a）前侧方咬合影像。（b）侧方咬合影像。

正面部影像（图6-18）

范围

- 拍摄范围从头顶到颏部，但不包括肩膀
- 垂直中线（黑线）平分上唇或中切牙
- 水平中线（黄线）是法兰克福平面，应与地面平行
- 眶间线（蓝线）平分眼眶，应与地面平行

注意事项

- 背景尽可能简单，不应分散注意力
- 旋转相机90°以获得人像视图，同时90°旋转闪光灯以保持光源
- 使用相机自带的闪光灯可能会造成面部光线不对称；横向拍摄可能会有所改善，但影像需要裁切

体位和拍摄

- 摄影师站在牙椅的末端
- 患者处于直立位
- 头枕向前

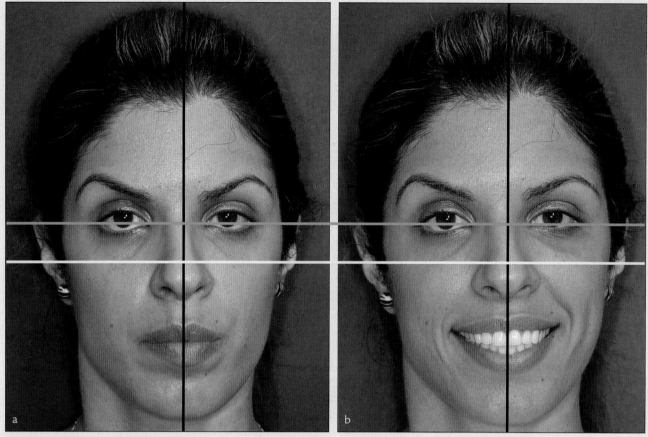

图6-18 放松（a）和微笑（b）的正面部影像。

- 在患者背部放置黑色泡沫板或在患者头后放置头垫
- 牙椅后面的背景不要有任何分散注意力的元素
- 取下大的饰品和眼镜
- 法兰克福平面和眶间线平行于地面
- 光圈调整在f/10 ~ f/7，检查闪光灯是否打开
- 摄影师将相机放置在患者面部略上方，取景器内应包括颈部上方的全面部
- 拍摄放松面部影像时，对焦于眼睛；拍摄微笑面部影像时，对焦于牙齿
- 拍摄影像后，即刻通过相机显示屏检查影像质量
- 及时上传至患者病历记录

设备

- 泡沫板、头垫

侧面部影像（图6-19）

范围

- 拍摄范围从头顶到颏部，但不包括肩膀
- 水平中线（黄线）是法兰克福平面，应与地面平行

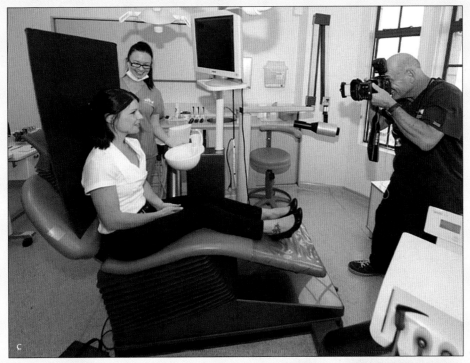

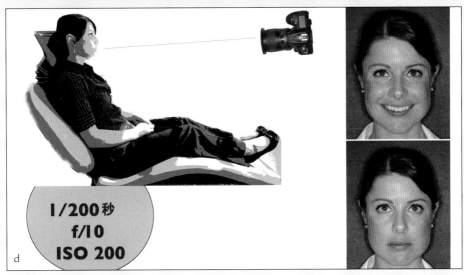

图6-18（续） （c和d）正面部影像的体位和拍摄。

- 面中线（黑线）是从前额至颏部的垂线

注意事项

- 背景尽量保持简单，不应分散注意力
- 旋转相机90° 以获得人像视图，同时90° 旋转闪光灯以保持光源
- 使用相机自带的闪光灯可能会造成面部光线不对称；横向拍摄可能会有所改善，但影像需要裁切

体位和拍摄

- 摄影师站在患者的旁边

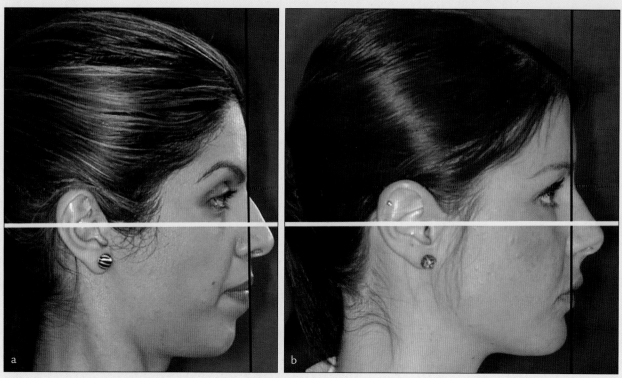

图6-19 （a和b）侧面部影像。

- 患者处于直立位
- 头枕向前
- 在患者头部放置黑色泡沫板或在患者头后放置头垫
- 牙椅后面的背景不要有任何分散注意力的元素
- 取下大的饰品和眼镜
- 法兰克福平面平行于地面，垂直于前额和颏部组成的平面
- 光圈调整在f/10 ~ f/7，检查闪光灯是否打开
- 取景器内应包括颈部上方的侧面部
- 拍摄时，对焦于眼睛
- 拍摄影像后，即刻通过相机显示屏检查影像质量
- 及时上传至患者病历记录

设备
- 泡沫板、头垫

正面微笑影像（图6-20）

范围
- 拍摄范围是从鼻底到下唇–颏部的中点，向外侧延伸到鼻唇沟
- 咬合平面将影像分为上、下两部分

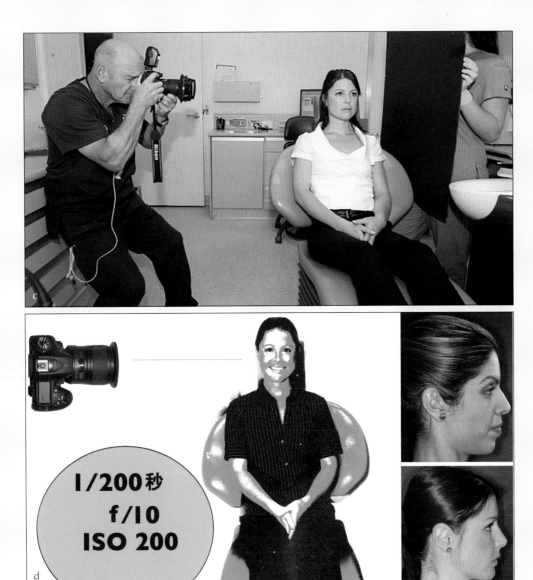

图6-19（续） （c和d）侧面部影像的体位和拍摄。

注意事项

- 大笑时可以有效评估笑线与上颌前牙龈缘的位置关系
- 在某些情况下，大笑可以评估牙龈生物型
- 此影像可以从完整的正面部微笑影像中裁切得到

体位和拍摄

- 摄影师站在患者旁边，相机中心向患者倾斜，距离患者面部约0.25m
- 患者处于直立位
- 头枕向前或放置头垫使头部垂直
- 光圈调整在f/22～f/18，检查闪光灯是否打开
- 让患者保持微笑
- 牙列位于取景器的中心

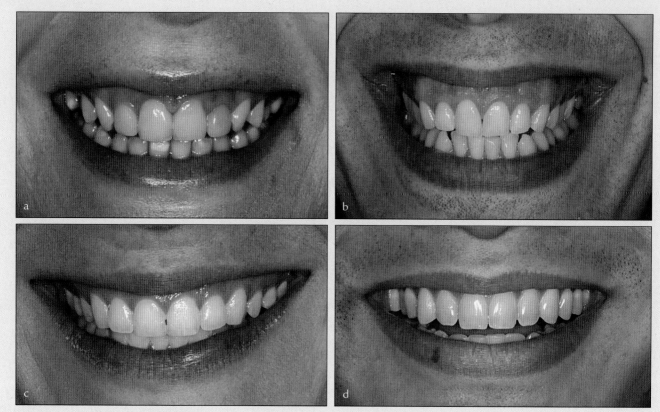

图6-20　（a~d）正面微笑影像。

- 对焦于侧切牙
- 拍摄影像后，即刻通过相机显示屏检查影像质量
- 及时上传至患者病历记录

设备

- 头垫

侧方、前侧方咬合影像（图6-21）

范围

- 从上下颌中切牙至第二磨牙
- 咬合平面（黑线）将影像分为上、下两部分
- 影像应延伸至颊部前庭沟上下边界
- 确保唇部向前拉开，露出中切牙
- 前侧方咬合影像至少露出对侧的中切牙

侧方咬合影像

注意事项

- 需要1个局部反光板和对侧的塑料牵拉器撑开唇部

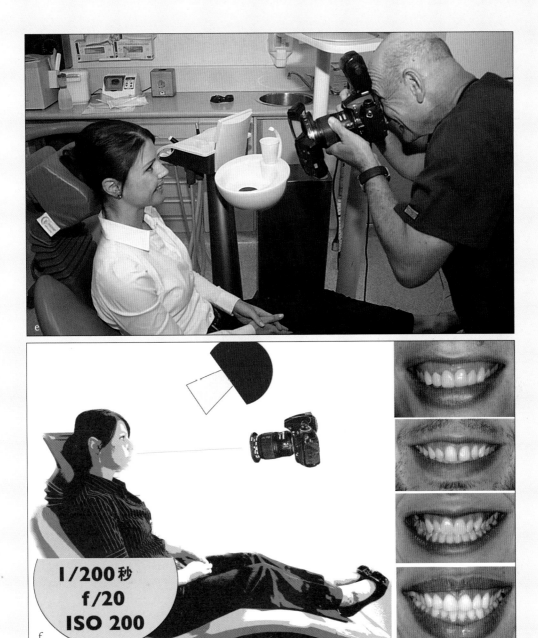

图6-20（续） （e和f）正面微笑影像的体位和拍摄。

- 影像需要镜像翻转
- 影像应与牙齿的颊侧成直角且覆盖到第二磨牙

体位和拍摄

- 摄影师站在患者的旁边，使相机与局部反光板成直角
- 患者处于直立位
- 患者微张口，将局部反光板放置于牙齿颊侧。患者上下牙列咬合后，将反光板侧向拉开，注意将反光板移开牙面。患者手持对侧塑料牵拉器撑开唇部

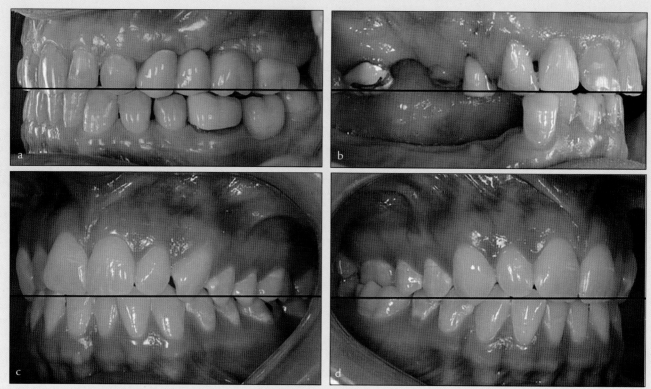

图6-21　（a和b）侧方咬合影像。（c和d）前侧方咬合影像。

设备

- 头垫
- 局部反光板
- 塑料牵拉器

前侧方咬合影像

注意事项

- 需要2个塑料牵拉器
- 以直接的视角拍摄，不需要镜像翻转
- 与侧方咬合影像不同，该影像是从前侧方拍摄的
- 该影像多用于正畸

体位和拍摄

- 摄影师站在患者前外侧，将相机对准牙列
- 患者处于直立位
- 头垫向前
- 嘱患者轻轻握持对侧牵拉器，撑开唇部，而拍摄侧则尽可能拉开以便拍摄完整牙列
- 光圈调整为f/22～f/18，检查闪光灯是否打开

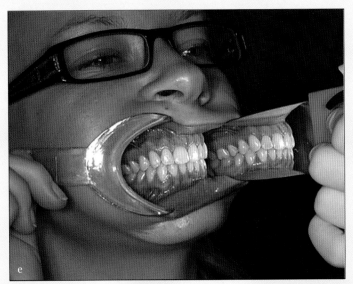

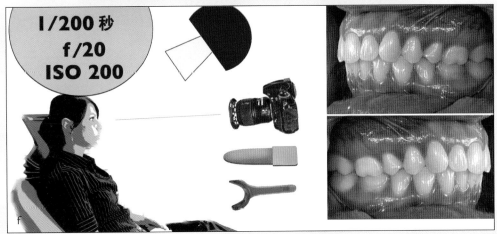

图6-21（续） （e和f）侧方咬合影像的体位和拍摄。

- 取景器内的视野应包括对侧的中切牙到拍摄侧的第二磨牙
- 对焦于尖牙
- 拍摄后即刻在显示屏上检查影像质量
- 及时上传至患者病历记录

设备
- 头垫
- 2个塑料牵拉器

侧面微笑影像（图6-22）

范围
- 拍摄范围从鼻底至下唇–颏部的中点，横向延伸至鼻唇沟

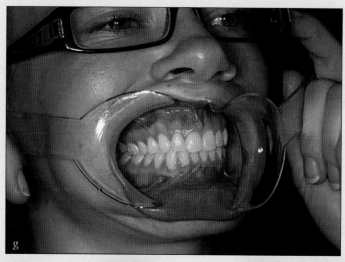

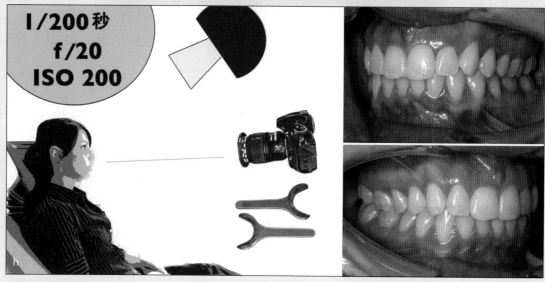

图6-21（续） （g和h）前侧方咬合影像的体位和拍摄。

体位和拍摄

- 摄影师站在患者一侧，距离面部约0.25m
- 患者处于直立位
- 头垫向前
- 在患者头部后方放置黑色泡沫板；如果不使用背景板，则需要去除背景中任何分散注意力的物品
- 取下大的饰品和眼镜
- 法兰克福平面与地面平行，与颏部-前额所成平面垂直
- 光圈调整为f/22～f/18，检查闪光灯是否打开
- 摄影师将相机放置在患者牙列的同一水平面上
- 对焦于上颌侧切牙
- 拍摄后即刻在显示屏上检查影像质量
- 及时上传至患者病历记录

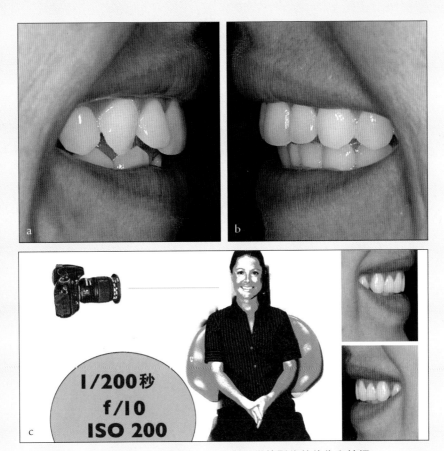

图6-22 （a和b）侧面微笑影像。（c）侧面微笑影像的体位和拍摄。

设备

- 泡沫板、头垫

正面咬合影像（图6-23）

范围

- 拍摄范围包括上下颌前牙至后牙
- 正中关系位或适当微张口，以展示上下颌中切牙的切缘边界
- 咬合平面（黑线）将影像分为上、下两部分
- 上颌中切牙之间的中线（蓝线）将影像左右平分
- 影像上、下延伸至颊侧前庭沟
- 对焦于尖牙，使景深从中切牙延伸到磨牙（图3-6）

注意事项

- 使用塑料牵拉器将唇部和面颊从后牙处撑开，相比不锈钢牵拉器，塑

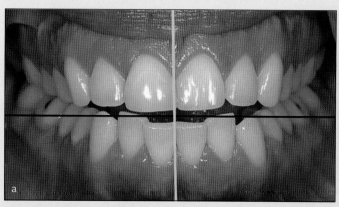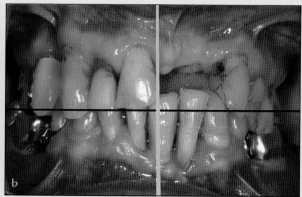

图6-23　（a和b）正面咬合影像。

料牵拉器能让更多的光线进入口腔后部。也可以使用成品开口器（如OptraGate，Ivoclar Vivadent）

- 对焦于尖牙；景深在焦点前延伸1/3，在焦点后延伸2/3

体位和拍摄

- 摄影师站在牙椅旁边，俯身将相机对准患者面部（距面部约0.25m）
- 患者处于直立位
- 头垫向前
- 患者或助手握持牵拉器并侧向拉开
- 光圈调整为f/18 ~ f/22，检查闪光灯是否打开
- 对焦于尖牙
- 牙列位于取景器中心
- 拍摄后即刻在显示屏上检查影像质量
- 及时上传至患者病历记录

设备

- 头垫
- 塑料牵拉器

上颌牙弓影像（图6-24）

范围

- 拍摄范围应包括所有上颌牙，至少延伸到第二磨牙
- 应显示后牙咬合面和前牙切端
- 上颌中切牙中线（或切牙乳头）和腭中缝（黑线）将影像左右等分
- 尽量不要露出鼻孔或牵拉器
- 确保上唇被提起，以充分暴露上颌前牙或牙槽嵴

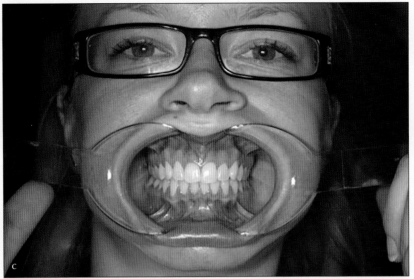

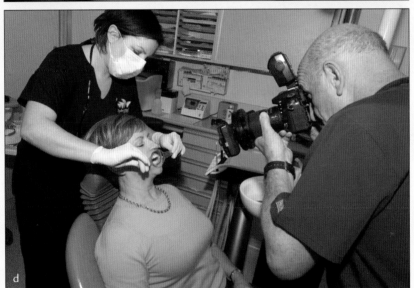

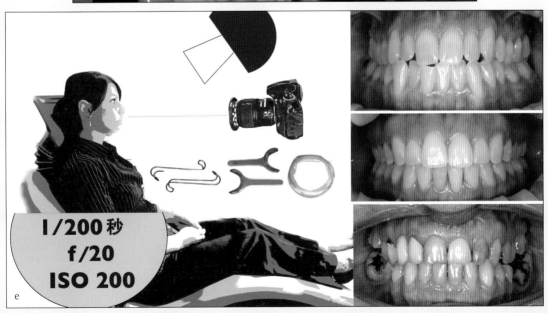

图6-23（续）　（c~e）正面咬合影像的体位和拍摄。

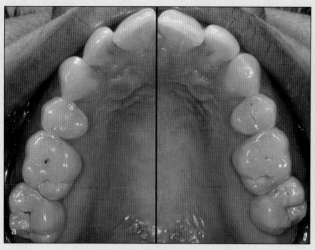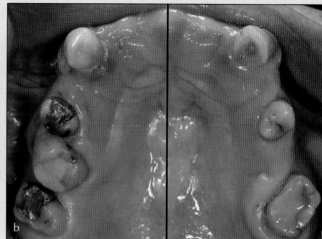

图6-24 （a和b）上颌牙弓影像。

注意事项

- 需要全牙弓反光板和牵拉器；不锈钢牵拉器是首选，因为塑料牵拉器常常妨碍反光板的放置
- 影像需要镜像翻转
- 如果镜头与前磨牙、磨牙咬合面成直角，则只能拍到前牙的切端；如果想要显示前牙唇面，则会拍到倾斜的磨牙
- 对焦于前磨牙龈缘，并确保景深包括牙齿咬合面和腭部软组织；但如果选择60mm微距镜头，随着景深的增大，可以对焦于第一或第二前磨牙的咬合面

体位和拍摄

- 患者处于仰卧位，头枕向下倾斜
- 患者手持牵拉器，向外侧牵开，并将唇部从上颌前牙处撑开
- 助手吸唾并吹干牙面
- 将全牙弓反光板放置于上颌磨牙后部，然后再将其往下颌磨牙方向移动
- 光圈调整为f/22～f/18，检查闪光灯是否打开
- 牙医站在患者头部的后上方（12点位置）
- 调整镜头的方向，使其居中并取景所有上颌牙
- 如有必要，可以调整牙椅头灯为反光板补充光源
- 确保牵拉器或三用枪没有妨碍牙齿的影像
- 确保上唇不妨碍上颌前牙影像
- 对焦于前磨牙龈缘，在取景器中为上颌牙弓构图
- 确保反光板干燥未起雾
- 拍摄后通过显示屏检查影像质量
- 及时上传至患者病历记录

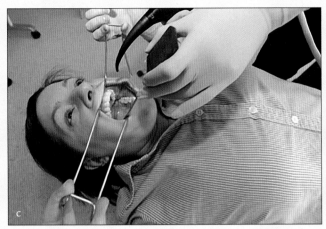

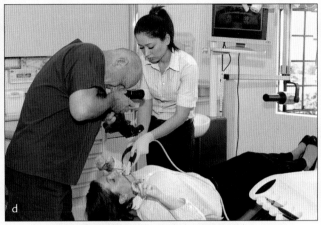

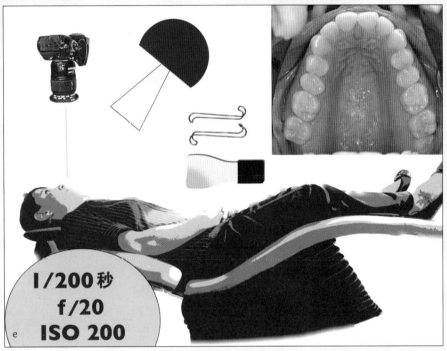

图6-24（续）（c~e）上颌牙弓影像的体位和拍摄。

设备

- 全牙弓反光板（大、中、小）
- 牵拉器（不锈钢最佳）
- 唇牵拉器（可选）
- 三用枪
- 牙椅头灯（可选）

下颌牙弓影像（图6-25）

范围

- 拍摄范围包括所有下颌牙，至少延伸到第二磨牙

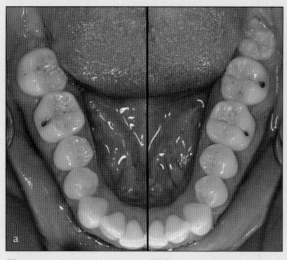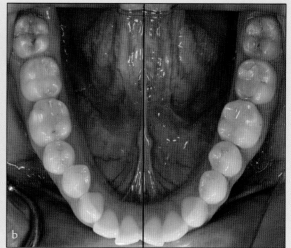

图6-25 （a和b）下颌牙弓影像。

- 应显示后牙咬合面和前牙切端
- 下颌中切牙中线（黑线）将影像左右平分
- 尽量不要露出牵拉器
- 确保下唇被撑开，充分暴露下前牙或牙槽嵴

注意事项

- 需要全牙弓反光板和牵拉器
- 需要镜像翻转
- 如果舌部放在反光板后面，下颌第二磨牙会更容易被拍到（图6-25b）

体位和拍摄

- 患者为仰卧位
- 患者手持牵拉器，侧向牵拉，将下唇从下颌前牙处撑开
- 助手吸唾并吹干牙面
- 让患者抬舌至口腔后部，助手或牙医将反光板放置在下颌磨牙的后部，然后抬起反光板靠近上颌磨牙
- 光圈调整为f/22～f/18，检查闪光灯是否打开
- 牙医站在患者6点位置拍摄
- 调整镜头的方向，使其居中并取景所有下颌牙
- 如有必要，可以调整牙椅头灯为反光板补充光源
- 确保牵拉器或三用枪没有妨碍牙齿的影像
- 检查下唇不要妨碍下颌前牙影像
- 对焦于前磨牙龈缘，在取景器中为下颌牙弓构图
- 确保反光板干燥未起雾
- 拍摄后即刻通过显示屏检查影像质量
- 及时上传至患者病历记录

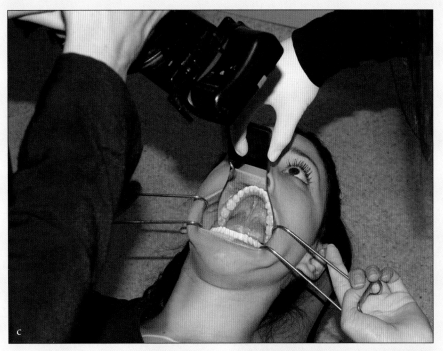

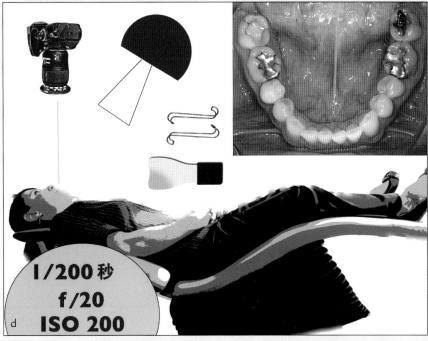

图6-25（续） （c和d）下颌牙弓影像的体位和拍摄。

设备

- 全牙弓反光板（大、中、小）
- 牵拉器（不锈钢最佳）
- 唇牵拉器（可选）
- 三用枪
- 牙椅头灯（可选）

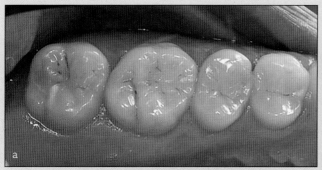
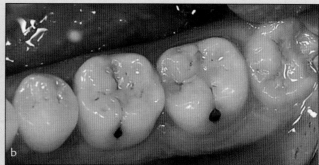
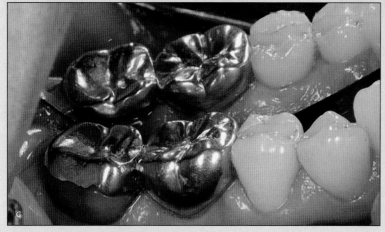
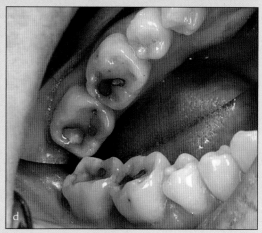

图6-26　（a~d）象限影像。

象限影像（图6-26）

范围

- 通常一个象限影像内包含3~5颗牙齿
- 包括颊舌（腭）侧、牙槽嵴和软组织
- 也可以通过反光板拍摄颊舌（腭）侧的牙面和软组织（图6-26b）
- 直接视图和间接视图与反光板相结合，可以完整地呈现三维影像（图6-26c和d）

注意事项

- 相机和反光板的方向应平行（图6-15a）
- 要求反光板内可以看到磨牙，并且视角与咬合面垂直（图6-26a）
- 通常只需要局部反光板，但牵拉器可以帮助撑开唇部和面颊；全牙弓反光板有时可以用来阻隔舌部的干扰

体位和拍摄

- 患者为仰卧位
- 助手吸唾并吹干牙面
- 助手或牙医将反光板垂直于咬合面放置，尽量靠近对颌牙

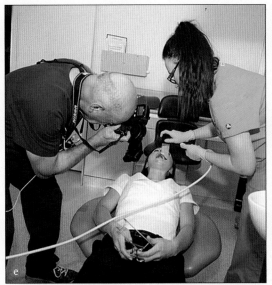
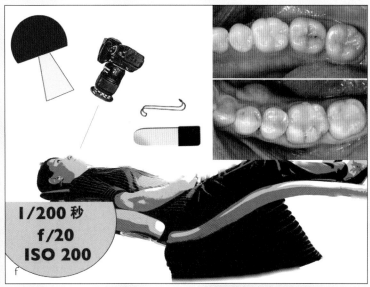
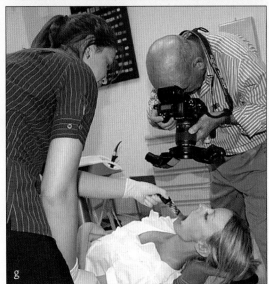
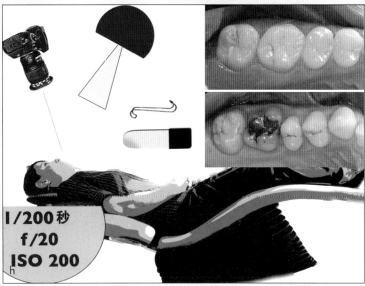

图6-26（续）　上颌象限影像（e和f）和下颌象限影像（g和h）的体位和拍摄。

- 光圈调整为f/22～f/18，检查闪光灯是否打开
- 下颌象限影像的摄影师站位为7点～9点位置，上颌象限影像为9点～11点位置
- 调整相机方向与反光板平行
- 如有必要，可以调整牙椅头灯为反光板补充光源
- 拍摄后即刻通过显示屏检查影像质量
- 及时上传至患者病历记录

设备

- 局部反光板
- 牵拉器（可选）
- 牙椅头灯（可选）

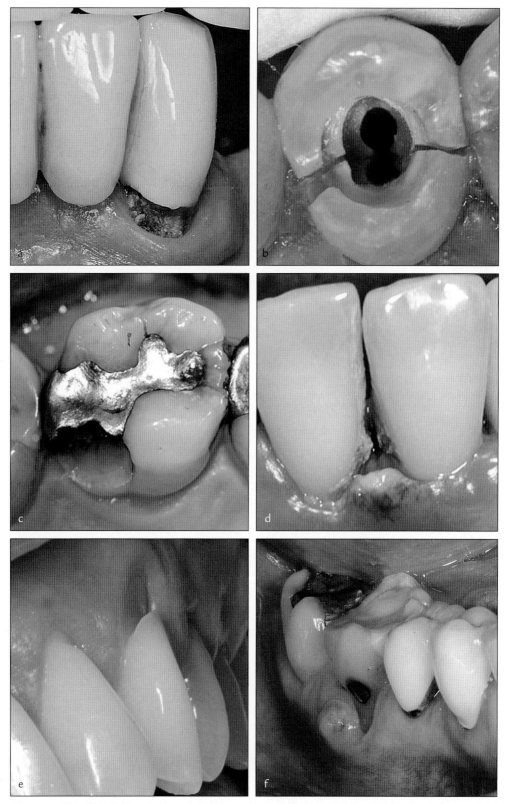

图6-27 局部特写影像。（a）冠边缘龋坏。（b）根管治疗时前磨牙纵折。（c）磨牙牙尖折断。（d）急性坏死性溃疡性牙龈炎。（e）尖牙楔状缺损。（f）下颌磨牙附近牙龈肿胀。

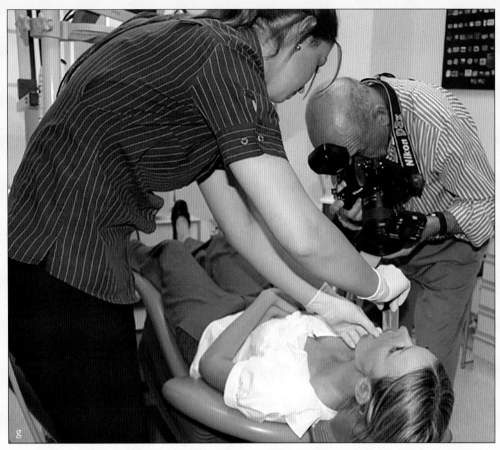

图6-27（续）　（g）在下颌前牙内侧放置局部反光板辅助拍摄特写影像，以显示下颌前牙舌侧牙结石和牙菌斑。

局部特写影像（图6-27）

范围

- 拍照范围突出单颗牙齿或局部软组织区域，但一般包括邻近的牙齿和软组织
- 使用局部反光板可以显示后牙的咬合面和舌（腭）侧；而直视拍摄则适用于前牙唇面和后牙倾斜视角

注意事项

- 一般从象限影像或全牙弓影像中裁切
- 对于前牙，可以借助牵拉器和背景板拍摄；对于后牙，可以借助局部反光板进行拍摄

设备

- 局部反光板或全牙弓反光板
- 牵拉器（可选）
- 牙椅头灯（可选）

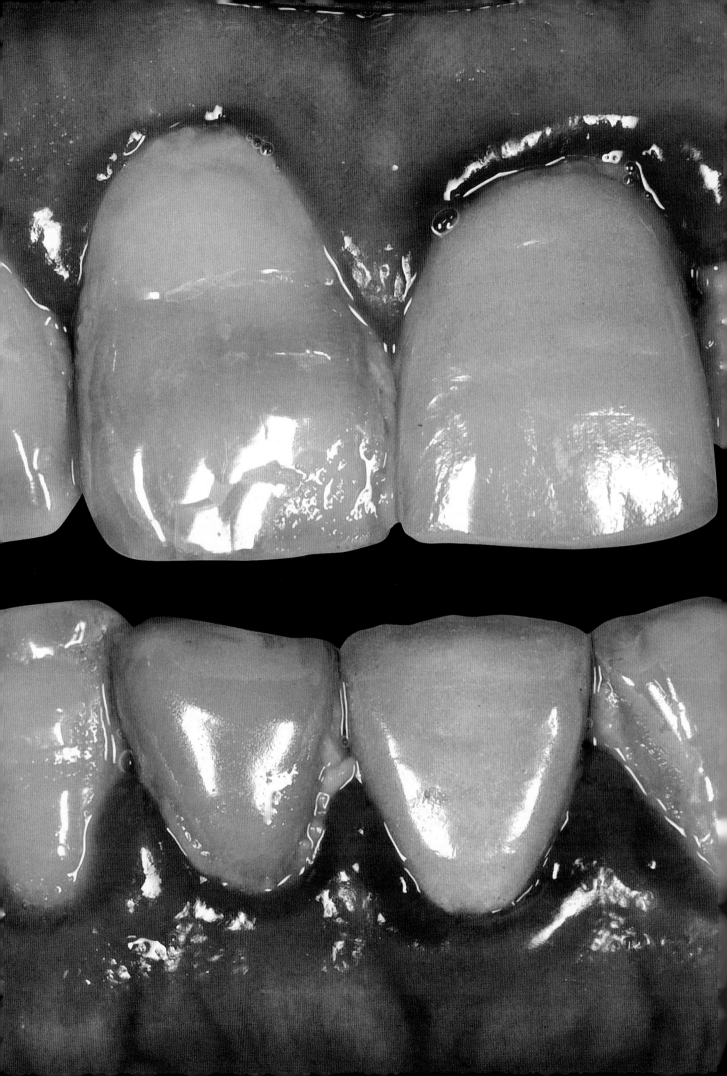

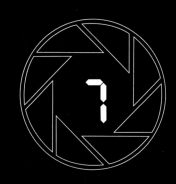

口腔临床摄影
注意事项
Clinical Practice Considerations

谁来掌镜?

口腔临床摄影只有通过牙医、助手和患者的配合协作才能达到最好的效果。尽管部分口外影像的拍摄基本不需要额外协助,但在大多数情况下,助手和患者的配合能使摄影过程更加简单、高效。在拍摄口外影像时,可由助手帮助患者处在正确的体位,并在牙医拍摄时握持背景板。在拍摄大部分的口内影像时,可以由患者握持牵拉器,助手持三用枪,牙医持相机拍摄(图7-1)。这样分工协作可以达到较好的感染控制。每个人经过培训都可以进行口腔临床摄影,但独自完成这一工作并不现实。

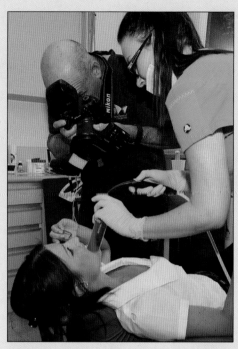

图7-1 口腔临床摄影只有通过团队合作才能达到最好的效果。在此图中，牙医对患者进行口内摄影，是在患者（持牵拉器）和助手（持反光板和三用枪）的协助下完成的。

感染控制

对感染控制的考虑限制了许多牙医使用数码相机，而使他们转而选择口腔内窥镜。然而，内窥镜输出的影像仅是临床摄影范围的一小部分，因此其并非合格的替代品。毫无疑问，交叉感染是一个非常值得重视的问题，因此我们必须确保口腔临床摄影是在安全卫生的标准流程中进行的。

在使用相机前，需要对所有口腔摄影操作提出统一的规范。由于对精密的相机进行彻底的消毒并不现实，因此即使每次使用后都以某种方式进行了清洁，也必须将相机视为潜在的污染物。

牙医在每次拍摄前先摘下手套是控制感染最简单有效的方法，助手仍需要戴着手套。助手的任务是：负责把牵拉器放置在正确的位置，并指导患者如何握持和移动；负责吸唾并吹干牙面；需要一只手摆放反光板，另一只手持三用枪进行除雾。最终由牙医确定相机就位并按下快门。在拍摄下一位患者前，牙医以外的工作人员最好将影像及时从相机上传到计算机或其他设备中。

摄影团队的分工

摄影师

　　负责按下快门的摄影师扮演着最重要的角色，可以由牙医、口腔卫生士或其他受过培训的人员（如实习医师或高级牙科助理）来担任。但如果相机交到其他工作人员手上，会让患者觉得临床摄影并不是那么重要。从患者的角度来看，这项任务由年资较低的工作人员来完成可能显得不够专业。因此，对于缺乏权威和经验的助手，患者可能并不会表现出足够的尊重和配合。事实上，只要经过专业的口腔摄影培训，并得到充分的设备条件支持，所有人员都可以拍出高质量的临床影像。

　　在摄影师开始拍摄之前，应先与助手沟通影像类型和拍摄顺序，以确保他们准备好所有需要的器械，并对拍摄流程了然于心。临床影像的拍摄可以在初诊患者已进行X线检查后即刻开始，并将其作为接诊的常规程序。牙医可以通过向患者解释口腔临床摄影的基本原则，来提醒助手及时准备拍摄所需设备。

　　当拍摄口腔临床影像是出于治疗中临时需要而非原本计划时，牙医需要向患者解释拍摄的原因，同时与助手沟通拍摄的目标牙位和所需工具。例如，"我在患牙上发现了一个裂纹，想要拍照记录一下，现在我需要一个局部反光板"。

　　这种情况下拍摄时，患者通常处于仰卧位，不需要移动。

　　然后摄影师摘下手套，拿起相机，首先需要检查以下内容：

- 相机处于开机状态
- 电池电量充足
- 存储卡已插入
- 存储空间充足
- 闪光灯处于开启状态，按下快门即可闪光
- 快门速度（1/200秒）和ISO（100～200）数值调整正确
- 光圈大小适宜（如f/10用于口外摄影、f/20用于口内摄影）
- 单点对焦（对于尼康相机，焦点需要锁定；对于奥林巴斯相机，焦点可能会移位）

　　理想情况下，摄影师应该提前充分调试相机，完成定位、对焦、取景，最后对目标区域进行拍摄。在拍摄前的几秒，摄影师要确保：

- 构图合理，位置准确
- 取景器内没有遮挡目标区域视野的物体（如牵拉器、三用枪、反光板上的水雾等）
- 反光板的位置和方向正确

助手

口腔临床摄影的助手通常由牙医助理或其他工作人员担任。助手一只手负责握持反光板，另一只手使用三用枪给反光板除雾。助手的任务通常包括：

- 确保所需的辅助器械（如反光板、牵拉器等）已消毒且摆放到位
- 使患者处于合适的体位（直立位或仰卧位）。这通常需要与摄影师提前沟通
- 指导患者如何握持牵拉器（如拍摄上颌牙弓影像时，需尽量向上向外牵拉）
- 加热反光板以减少起雾。该项工作需要提前完成，才不会耽误实际的拍摄
- 检查牙椅头灯是否已打开且处于最佳位置

在放置牵拉器后，助手要用吸唾管及时吸走患者口内多余唾液，然后用三用枪吹干牙面。理想情况下，在牙椅助手侧的支架上应该有三用枪和吸唾管。如果只有牙医侧的操作台可以悬挂三用枪，那么在牙医摘下手套拿起相机拍摄之前，可以先将三用枪放在患者胸前的铺巾上，以便助手可以更方便地拿起。

为减少患者的疲劳与不适感，在患者张口、辅助工具放入患者口内后，应确保摄影师在几秒内完成取景和对焦，就迅速按下快门，完成拍摄。尽量避免由于摄影师或助手缺乏准备而导致的延时。例如，不断调整反光板位置、频繁使用吸唾管、未能及时打开闪光灯等。

患者

不要低估患者在口腔临床摄影中的作用。经过训练，他们可以轻松稳定地握持住牵拉器，帮助牙医更好地拍摄口内影像。对患者来说，由自己牵拉口腔也可以在一定程度上减少不适感，同时解放了助手的双手，让他们可以去完成其他辅助工作。

其他注意事项

理想情况下，摄影团队应该由3人组成，包括摄影师、助手和患者，但也要考虑助手不在场的情况。此时，口外影像和口内正面咬合影像的拍摄依旧较为简单，但当需要使用反光板拍摄上下颌牙弓影像时，难度就增加了。牵拉器由患者握持，而反光板则需摄影师摆放，摄影师就只能用单手操作相机。推荐的尼康和佳能相机重约1.75kg，单手操作时的对焦和拍摄都对摄影师的力量和灵巧度有较高要求。对于手小或力气较小的摄影师，使用重量不到1kg的奥林巴斯相机会更为适宜。

即使有摄影师、助手和患者的完整参与，有些情况下还需要额外的协助。例如，在拍摄下颌后牙象限影像时，患者的舌部常常紧贴下颌磨牙的舌侧面，但患者自己很难通过刻意放松来让舌部远离牙齿，而且任何放松舌部的尝试都可能增加其敏感和不适。这种情况下，助手应该放下三用枪，使用口镜来把患者的舌部推离牙面。如果这个动作由摄影师来完成，就需要其单手握持相机，对于手小无力或缺乏经验的拍摄者，特别是在使用尼康和佳能相机时，难度较大，也有交叉感染的风险。如果摄影师需要一手握持口镜、一手操作相机，此时另一位协助者可以用一块外科纱布来扶住反光板。这并非严格的无菌操作，但在限制交叉感染上仍有一定的作用。

目前市面上已有基于小型传感器、带有镜头附件和闪光灯的袖珍相机。微型化、轻量化、自动化的设计确实让这些新产品变得十分便携、易于单手操作，但它们有限的应用场景和昂贵的价格往往让人望而却步。

考虑到基本上所有的牙医都会有助手在旁，因此充分调动牙医、助手和患者的共同参与，通过标准流程来完成口内影像的拍摄，才是性价比更高的做法。

高年资牙医也非常有必要参加一些专业的口腔临床摄影进修班，对各种设备和工具有更深刻的理解后，在实践中叫以把经验传授给其他成员。

每当相机出现问题时，总需要快速处理。出现问题的原因很可能是拍摄者为获得理想的参数有意或无意改动了相机的设置。越多人使用同一个相机，出现问题的可能性就越大。因此，可以根据实际情况，让操作熟练程度不同的人员各司其职，依次完成不同难度的工作。例如，简单的口外面部影像可以由经过训练的助手完成，其后的口内影像再由牙医来拍摄。完成拍摄后，经验丰富的牙医可以直接利用相机内置编辑软件裁切影像，以便助手可以及时将影像从相机存储卡上传到患者病历记录中。

口腔卫生士

口腔卫生士往往在口腔临床中扮演着重要角色。与患者的频繁接触让他们成为患者初诊影像和复查影像最理想的拍摄者。

口腔卫生士不仅可以定期检查患者的口腔状况，同时拥有足够的时间来拍摄临床影像以起到记录和交流的作用（图7-2）。患者回访时口腔临床摄影的意义在于：

1. 加强患者口腔卫生维护意识。
2. 为已完成的修复保驾护航。
3. 实时更新患者治疗记录。
4. 观察已完成的牙周治疗或牙周手术的效果。
5. 检查患者口腔内是否存在新问题。
6. 在沟通中了解患者的症状和担忧。

在口腔卫生士对患者进行常规口腔卫生维护时，以上第3～第6点格外重要。

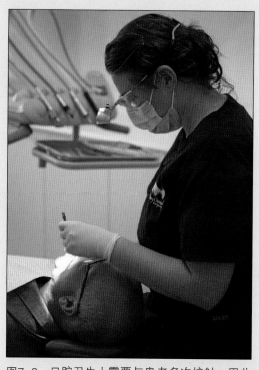

图7-2　口腔卫生士需要与患者多次接触，因此也是拍摄临床影像的适宜人选。

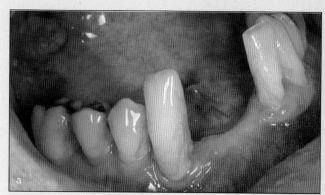
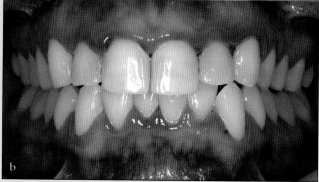

图7-3　口腔卫生士每天都要与牙菌斑、炎症、局限性（a）或侵袭性（b）牙周炎打交道，他们所拍摄的临床影像对于记录和患者宣教意义重大。

　　口腔卫生士的工作范围非常广，但他们最主要负责的是定期检查、清洁并评估患者的口腔卫生状况。在定期检查的过程中，口腔卫生士可以通过临床影像达到以下记录和宣教的目的：

- 作为不良口腔卫生情况的提示，例如明显的牙结石、牙菌斑、炎症、牙周炎等（图7-3）
- 进行口腔卫生指导（图7-4）
- 保证已治疗的效果，维护口腔卫生（图7-5）
- 检查患者口腔内有无新的问题，尤其是患者未自行发现的（图7-6）

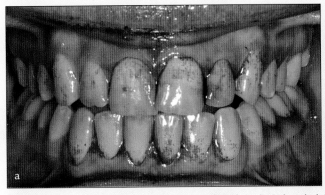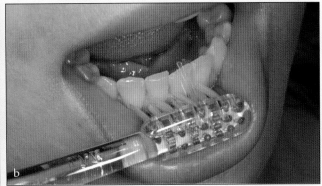

图7-4 （a）该全牙列正面影像通过牙菌斑染色法反映了患者平时需要仔细清洁的牙位。（b）该影像为患者展示牙刷的理想位置和轴向，这比其他展示方式都更易于理解。

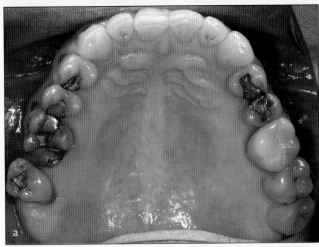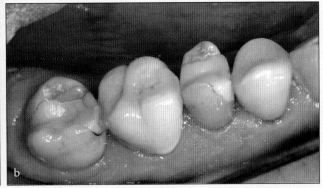

图7-5 口腔卫生士有机会在复诊中检查已行治疗的效果，如旧修复体是合需要更换（a）或帮助患者意识到牙齿或修复体的破损情况（b）。

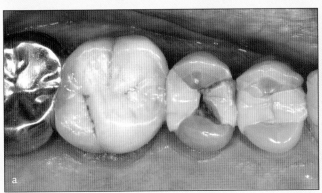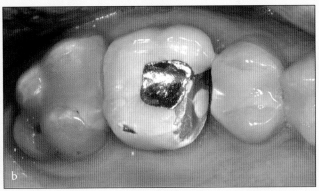

图7-6 口腔卫生士可以帮助患者发现新的问题，例如树脂（a）或牙冠（b）的破损，转诊时让牙医也关注到这个情况。

口腔卫生士通常是发现患者牙周病和较差口腔卫生状况的"一线哨兵"，及时发现问题有利于尽早开展治疗，此时的临床影像是重要的记录资料。

很多牙医依靠口腔卫生士对患者的定期复查来评估患牙的症状和问题。当

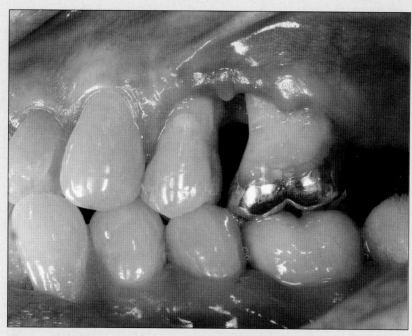

图7-7　该患者转诊至牙周医生时，临床影像记录着患者伤口的愈合和口腔卫生维护情况。

牙周医生对患者完成牙周治疗后，就由口腔卫生士定期维护患者牙周健康（图7-7）。此外，口腔卫生士还需要确保各种检查、图表和X线片的实时更新。由于口腔卫生士有充足的时间来拍摄、记录和归档，因此他们是协助牙医将患者问题可视化的最佳角色。

在患者首次就诊时，口腔卫生士可先拍摄一套标准的临床影像。当洁牙完成后，影像可作为鉴别诊断的重要参考依据，有助于牙医迅速关注到需要与患者一起解决的问题。

当牙医的团队已经形成了一种以口腔卫生士为中心角色的组织架构时，以上流程就可以高效地开展。在这种情况下，牙医更能认识到口腔卫生士作为摄影师的意义，并在设备、培训和人员方面进行合理的投资。

隐私与知情同意

数字化信息越来越易于传播，所有的医疗活动和信息收集都应该更加尊重个人隐私。口腔临床摄影时，摄影师和助手应始终注意保护患者信息，给予患者足够的尊重。

拍摄口腔临床影像时需要考虑的内容包括：

- 拍摄理由（见第2章）
- 摄影师与拍摄地点

表7-1	口腔临床摄影的隐私及知情同意书	
级别	目的	受众
1	患者病历记录	转诊医生、技师、患者自身
2	患者宣教	所有接诊的患者
3	教学活动	牙医和学生
4	发表出版	牙医和大众
5	市场营销	大众

- 影像用途
- 需要书面的知情同意书
- 解决隐私和保密问题
- 影像的去标识化
- 数据安全策略

与放射影像一样，口腔临床摄影应在治疗的专用区域而不是在公共空间内进行。有些诊疗机构会在患者与接待员交谈时，使用前台的网络摄像头拍照。这个仅没有足够重视患者隐私的保护，而且也难以获得有价值的影像，是非常不专业的行为。

在口腔临床摄影中，首先要保护患者的隐私，特别是对于那些能够识别患者身份的影像，例如患者的面部影像。有些临床影像上还附有患者的信息，包括姓名以及影像拍摄的日期与时间。这些与临床影像相关的信息，对于保证患者数据的一致性至关重要，但如果没有得到充分的保护被传播到临床环境之外，则会导致隐私泄露问题。

临床影像的用途分级

对于口腔临床影像的用途，可分为5个等级（表7-1）。随着从专业领域的应用延伸到公众范围，临床影像应用的广度从1级增加到5级，对隐私问题越来越重视，对知情同意的要求也变得越来越严苛。

- **等级1** 患者病历记录：
  - 作为患者综合情况评估和治疗记录的一部分
  - 为转诊的口腔专科医生提供患者信息
  - 作为美学治疗或技师工作的重要参考
  - 向患者展示口腔临床影像
- **等级2** 患者宣教：用其他患者的影像进行口腔宣教
- **等级3** 教学活动：用于指导牙医和学生
- **等级4** 发表出版：发表可能被牙医和大众阅读的材料
- **等级5** 市场营销：向大众普及

从临床实际角度出发，影像的拍摄（包括临床影像与放射影像）是临床记录的一部分，其实并不需要经过正式的书面同意。尤其是这些影像被应用于医生之间的专业沟通时（如转诊、病例汇报、医技交流等）。

牙医处理临床影像的方法与执行放射检查是相同的。放射影像的拍摄代表已获得患者的非正式同意，患者对拍摄的目的知情；临床影像拍摄前也应该向患者做出口头解释。对于低龄儿童患者，需要得到其父母的口头许可，并在病历记录中注明这一点。

临床影像共享

在大多数国家，一般认为患者的口腔诊疗资料归属于接诊的牙医或牙科诊所。但患者应当有权获取所有资料的副本，无论是书面的还是电子版的病历资料。对于像X线片和临床影像这样的数据，就算没有患者正式的申请书，在其提出要求时也应提供低分辨率的副本。当患者将被转诊到另一位牙医时，前一位牙医应当提供最大分辨率的资料复印件。

虽然临床影像的数据会标注拍摄日期，但大多数情况下还是很难通过文件名来准确识别患者影像。因此，牙科诊疗机构应当建立明确的资料录入流程，以确保临床影像安全地存储在各患者特定的文件夹内（见第8章）。原始影像也应整理归档，从记忆卡存储到硬盘上，保证数据的安全。

在进行口腔临床摄影之前，对于病历记录以外的任何目的（如学术、出版或市场营销），都应寻求并获得患者完全的知情同意。所有的影像和视频都不应包含任何个人细节，并杜绝患者信息从影像或其附带数据中被识别出的可能性。

临床影像的版权通常属于摄影师。几乎所有的临床影像拍摄对象都是牙齿，除非影像中出现患者可识别的面部，否则很少出现关于版权的争议。为进行宣传或市场推广而拍摄的影像，必须经过患者同意且知晓使用这些影像的目的。一旦涉及商业用途，在财务处理上就需要更加谨慎。

关于临床影像版权的问题还涉及互联网上对影像的滥用。上传到网站的临床影像很容易被复制并使用到其他地方，减少该情况的方法之一是在影像中加上水印（图7-8）。然而，这仍然无法阻止截屏软件的使用。

作为转诊、报告或出版的一部分，临床影像可能被展示、印刷或发送给第三方。从SIDEXIS（Sirona）等牙科成像软件中导出的影像包括患者姓名和拍摄日期，这些信息会显示在影像上（图7-9）。它们都是关于影像的重要确认数据，但在信息共享时必须考虑隐私和知情同意的问题。如果该影像资料将在公共场合或专业论坛上被传播或使用，必须注意更改文件名，并屏蔽影像上的相关信息（图7-10）。

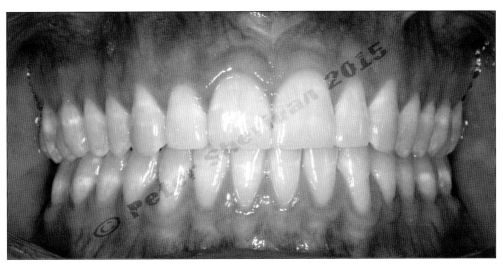

图7-8 临床影像加上水印以保护版权，尽量减少互联网上对影像的滥用。

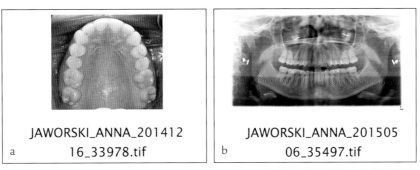

JAWORSKI_ANNA_201412
16_33978.tif
a

JAWORSKI_ANNA_201505
06_35497.tif
b

图7-9 （a和b）保存在牙科成像软件（如SIDEXIS）中的临床影像和放射影像都会将患者的名字作为文件名的一部分。

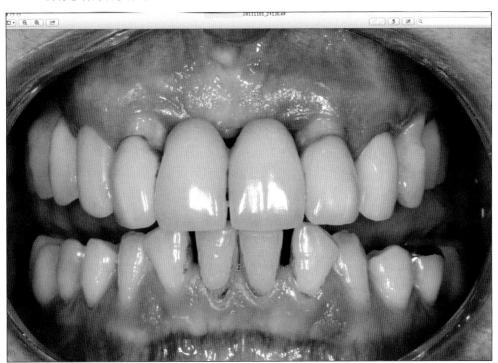

图7-10 从SIDEXIS导出的所有影像都会显示带患者身份信息的文件名。如果有可能被公众看到，应使用后期处理软件将患者名字抹去（见图片顶部），并更改文件名称以隐藏患者的身份信息。

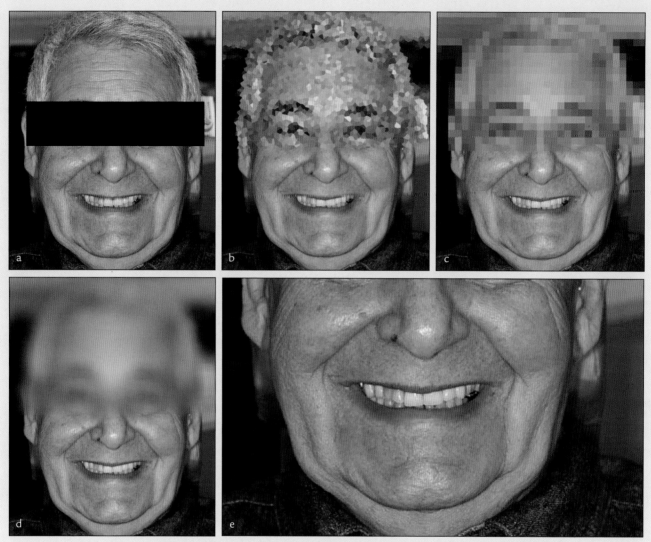

图7-11 （a~d）使用不透明黑色图案或马赛克技术覆盖患者眼睛来对其面部信息去标识化，对保护患者个人身份信息意义不大。（e）把患者鼻子上方的面部影像裁切掉可以更大程度地减少患者被认出的可能。

临床影像的去标识化

　　由于所在国家和执业类型的不同，以及私立机构和公立机构间的差异，对于什么是充分的去标识化和匿名化往往存在着不同的意见。

　　某些专业组织和监管机构可能会提供关于保密和知情同意的通用准则。但对于口腔临床影像，是否需要颁布特定的条例，包括涉及的用途、适用范围，目前尚无统一的说法。

　　面部影像的去标识化可以通过在眼睛处覆盖黑色图案或使用马赛克技术来完成，但如果要达到对患者隐私的完全保护，上述方法的效果还不够。唯一的解决方法是使用后期处理软件将患者鼻子上方的面部影像都裁切掉（图7-11）。

　　当临床影像用于教学或市场营销时，去标识化的处理可能会让影像的价值大打折扣。此时签署一份患者肖像权使用协议书就非常有必要了。

表7-2 核心设备成本估算	
设备	金额
相机系统（相机机身、镜头、闪光灯）	2500美元
备用相机电池	45美元
闪光灯电池*	35美元
2张16GB SD卡（传输速度至少每秒45MB，存储空间至少16GB）	50美元
读卡器	40美元
反光板（2块全牙弓反光板、2块局部反光板）	420美元
牵引器（2对塑料的牵引器、2对不锈钢的牵引器）	120美元
背景板（3套）	90美元
总计	3300美元

*根据尼康R1C1无线双点闪光灯所需的3块电池计算。
SD，安全数码。

临床摄影所需费用

关于临床摄影的收费，目前还没有确切的指导方针。本节介绍了牙医在制定和实施口腔临床摄影收费项目时可能涉及的一些考虑因素。

设备成本

牙医需要准备一笔资金来购买专业的相机系统，并且将影像整合到患者的病历记录系统中。准备如表7-2这样一套设备，在5~10年可不需要任何升级。

在美国，笔者推荐的尼康和佳能系统（包括相机机身、微距镜头和闪光灯）的价格在不同零售商间差别不大。然而，在许多其他国家，直接从制造处购买的相机（提供原厂质保服务），与通过经销商购买的相机（提供第三方质保服务）之间的价格存在显著差异。通过信誉良好的经销商购买的相机一般不会发生较大故障，并且商品来源合法、保修服务完善，通常可以在建议零售价的基础上节省高达20%的费用。当然，大多数经销商都会接受一定程度的讨价还价，特别是相机机身、镜头和闪光灯都是由同一经销商提供的情况下。此外，对于牙医来说，在当地直接从制造商处购买有原厂质保服务的相机也是有好处的，虽然价格稍高，但可以与当地的制造商建立长期的合作关系。

技能培训

值得注意的是，与日常摄影相比，口腔临床摄影对三脚架、手动对焦、遥控驱动和辅助照明的要求不同。因此，相机售货员甚至专业摄影人士对口腔临床摄影所需采购的设备、参数设置可能都缺乏足够的经验。

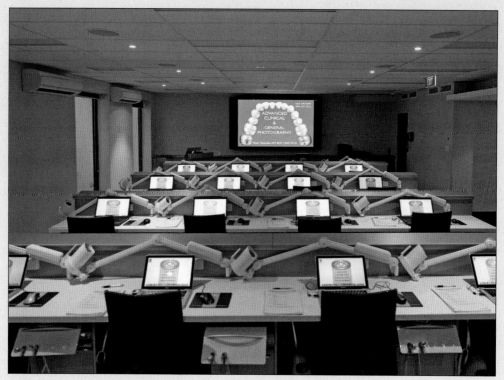

图7-12 位于悉尼的澳大利亚牙科协会专业发展中心的口腔临床摄影培训室。

　　另外，口腔临床摄影目前并不是口腔医学本科课程，一般都要在研究生或继续教育阶段来开展培训。

　　最理想的口腔临床摄影课程应该是经国家认证、能够提供继续教育学分的高质量课程，一般应在大学牙学院举办。教室或培训室应配备先进的设备（图7-12），学员人数最好不超过20人，分成3～4个小组以保证可用设备齐全。学员轮流扮演摄影师、助手和患者的角色，让他们体验完整的拍摄流程和细节（图7-13）。口腔卫生士的重要性也应被进一步强调，并思考如何从他们的角度去进行口腔临床摄影。

　　目前的口腔临床摄影课程质量参差不齐。存在的问题包括：课程由品牌相机销售方来提供，带有一定的商业利益色彩；课程没有标准的指导方针，对授课者也缺乏纳入资质审核；课程教授的是胶片时代的过时思想；课程可能过于关注营销所用的影像；授课者所使用的设备不符合现有要求，对参数设置、拍摄技术和取景构图等知识更是一无所知。

　　要想让学员熟悉摄影设备、技术与构图，像此类关于口腔临床摄影基本要领的理论课程与实际操作课程至少需要一整天的学习。牙医、口腔卫生士和相关工作人员最好都参与其中，形成将摄影迅速、全面地融入日常口腔临床工作的基本思想。口腔临床摄影课程也可以在牙科诊所中开展，让所有工作人员都参加，以

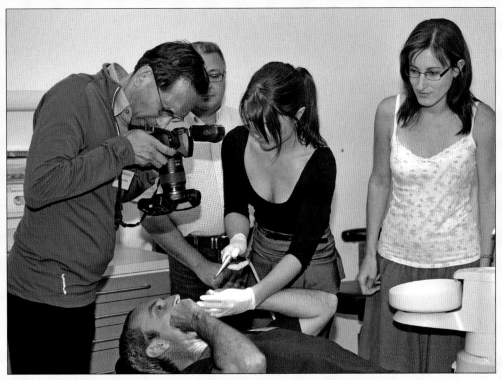

图7-13　口腔临床摄影课程的学员可轮流扮演摄影师、助手和患者的角色。

确保考虑到拍摄位置、影像展示、文件管理等实际工作中常遇到的细节问题。

一整天课程的培训费用约为每人800美元。

计算机软硬件

将口腔临床摄影技术纳入牙科诊所涉及的基础设施成本较少，前提是牙科诊所至少具备以下条件：

- 一个集成的计算机系统，在接待台和每个诊室都有工作站和显示屏
- 已安装可为每位患者提供就诊服务管理和临床记录的牙科应用软件
- 牙科应用软件具有将放射影像与临床摄影相整合的功能

理想情况下，临床影像应下载到用于呈现放射影像的同一软件中，这样可以按时间顺序将每位患者的放射影像与临床影像统一放在一起，也方便添加日期标记。

如果诊室里有两台计算机，位于患者后面的计算机可用于计费、记录和预约，而患者前面的计算机可用于显示患者的X线片和临床影像，以帮助牙医评估病

例和患者宣教（图2-12）。牙医和助手的视线可经过患者仰卧位看到前面的显示屏进而查看影像，而不会干扰工作流程。即使患者处于直立位，牙医也能看到前面的显示屏，此时患者和牙医的头部处于相似的高度，创造了一个较为舒适的对话位置，便于讨论显示屏上的临床影像及其意义。

牙医应该认识到什么是需要患者在仰卧位拍摄和展示临床影像的适当场合（如涉及对先前诊断为隐裂或牙折的患牙进行再次确认时）。其他影像需要在更平衡的交流环境中进行讨论，最好是处于直立位的患者和牙医与屏幕间的距离保持一致。

如果加装第二台显示屏，只需要购买数据线［即高清多媒体接口（HDMI）、数字可视接口（DVI）或可视图形阵列接口（VGA）］，并调整计算机中的显示属性即可。虽然许多牙椅可以通过附加部件连接一个小显示屏，但这种部件可能较为昂贵且不必要。现在流行的宽显示屏可以提供高分辨率以及并排显示放射影像和临床影像的屏幕空间。显示屏可以通过铰接式支架连接到天花板或墙壁上，从而使屏幕更靠近患者，获得最佳视角（图8-21b）。内置在牙椅中的集成显示器的优点是没有外部布线，而连接显示屏到诊室计算机的布线需要隐藏在管道中。

一台显示屏的主要成本约为500美元，另外还有200美元用于支架、安装和布线。

维护成本

如果上文推荐的相机系统仅用于拍摄口腔临床影像，一般可以持续用很多年，每年仅需小部分费用进行专业的传感器清洁和维修即可。目前新型相机的性能改善也很难让成像质量再超过佳能的EOS 7D和EOS 7D Mark II、尼康的D7100和D7200，以及奥林巴斯的OM-D E-M1和OM-D E-M1 Mark II。相比用于拍摄体育赛事、婚礼、时尚活动和新闻等场景，在口腔临床实践中所需拍摄的影像数量并不多。在牙科诊所里，这些相机的最大快门使用次数不太可能在10年内达到。

读卡器和存储卡可能偶尔需要更换，但成本很低。反光板的寿命为2~4年，这取决于使用的频次和是否注意避免划伤。

尼康R1C1无线双点闪光灯的电池（即CR123A锂电池）的寿命取决于使用量以及闪光灯元件在使用后是否立即关闭。如果要最大化电池寿命，牙医和其他工作人员必须严格遵守说明书。

批量网购可以大大降低成本。而另一种选择是使用充电电池：从长远来看，这可以节省资金。

口腔临床摄影的收费

如果对所做的工作不收取费用，患者可能意识不到它的价值。口腔临床摄影也是这样。通过牙医对相机的专业使用，以及对临床影像作为牙科记录的重要性开展宣教后，无论是否收费，口腔临床摄影这一工作已经在很大程度上引起了患者的重视。

在一般情况下，对初诊的口腔临床摄影进行收费是合理的，当临床影像作为第三方（如保险公司）报告的一部分时，对其进行收费也是正常的。在这些情况下，临床影像是患者资料收集所必需的部分，数据采集的意图需要在接诊一开始就传达给患者。

鉴于放射影像和临床影像的采集都需要专门的设备，都需要特定的培训来掌握操作技能和解读影像技能，对X线片进行收费，而对临床影像不收费似乎不太公平。问题在于患者和牙医都将放射影像视为一种有价值的医疗工具，然而临床影像未被牙医和患者视作重要的记录和交流工具来推广。

对于在治疗过程中偶尔需要拍摄的影像（如用于疾病风险评估、口腔卫生情况监测、序列治疗记录、患者宣教等），如果患者知道这些影像需要收费，他们往往会拒绝拍摄。这些影像的价值对牙医来说尤为重要，那么这部分拍摄建议是免费的。这些免费、有针对性、起宣教作用的影像可以使患者更加理解、信任牙医的工作，在增加患者依从性的同时，也会缩短患者接受治疗前需要考虑的时间。

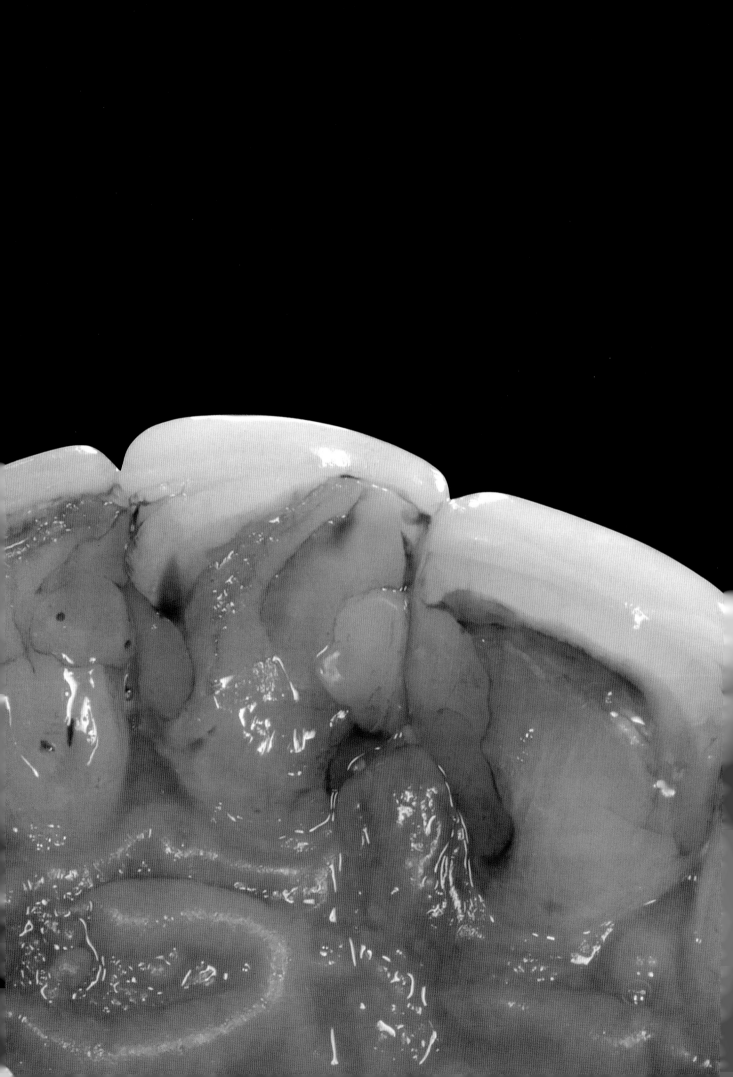

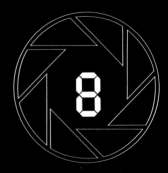

影像管理与后期处理

Digital Asset Management and Postprocessing

影像管理

自20世纪90年代中期起，从化学技术（胶片）到数字化技术（光电传感器）的转变深刻地改变了摄影的本质（图8-1）。影像管理是一种协议的工作流程，从拍摄的那一刻起一直延伸到原始影像、影像副本、修改影像所在的最终阶段。管理协议应包括以下内容：

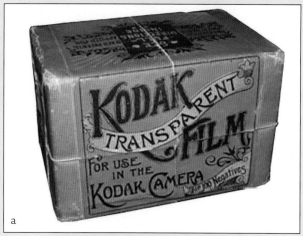
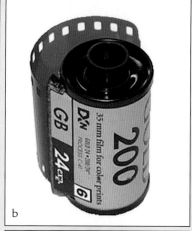
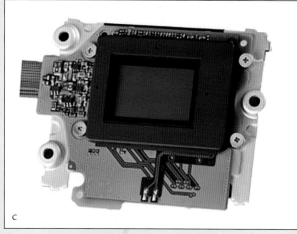
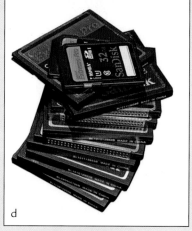

图8-1　现代摄影历经了从化学技术到数字化技术的转变，光电传感器和存储卡取代了胶片。（a）19世纪90年代的摄影胶片。（b）20世纪90年代中期流行的摄影胶片。（c）数码相机的光电传感器。（d）存储卡。

- 影像采集
- 影像传输
- 影像编辑和输出
- 影像管理和存储
- 影像备份和归档

　　简单描述这一过程的另一种说法就是"拍摄、存储和展示"。对于口腔临床摄影，在影像管理中还有其他注意事项，包括数据的安全、与临床资料的整合以及患者隐私的保护。

　　当数码影像文件从存储卡传输到计算机上（如牙科软件应用程序中的患者病历记录）时，需要将存储卡上的原始影像进行完整备份。当患者病历记录中的影像被发送给其他专科医生进行转诊时，影像虽然已经过复制，但质量仍然与原始影像相同。原始文件的处理需要在管理过程中慎重考虑。

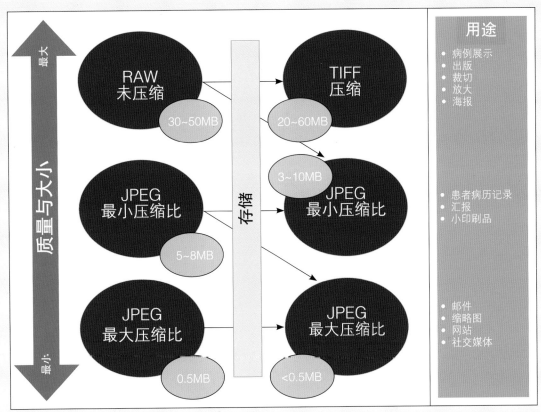

图8-2 文件格式。影像通常以RAW和/或JPEG格式存储。RAW文件通常在编辑软件中另存为TIFF文件。文件可以通过压缩来减小大小（如对于缩略图或社交媒体），但是小文件不能恢复丢失的信息。对于口腔临床摄影，JPEG影像应始终以最佳影像质量和最大尺寸拍摄。

注意事项

文件格式

在拍摄任何影像之前先要选择正确的文件格式，基于使用目的存储为合适的文件格式非常重要。在口腔临床摄影中，常见的做法是为了节省计算机硬盘空间而选择高度压缩的小文件，这样做可能会损害影像质量，而且之后无法修正。虽然有许多类型的文件格式可用于数码影像的存储，但最常见的是RAW、TIFF和JPEG。对于日常摄影，影像通常是以RAW或JPEG格式拍摄的，或者两者兼用。RAW是专业摄影师的选择，而JPEG是普通摄影师的默认选择（图8-2）。

影像中的每个像素、场景、亮度、饱和度都存储在影像文件中。每个像素的色调信息以数码形式存储，这些信息的数量称为位深度。JPEG仅限于具有256个色调的8位文件，这通常不足以提供精细的细节。RAW文件的位深度较高，分别为12位和14位，分别包含4000和16000个色调。位深度较高的文件也具有数量极多的颜色。8位JPEG可以显示1600万种颜色，而14位RAW文件可以显示超过280亿种颜色。

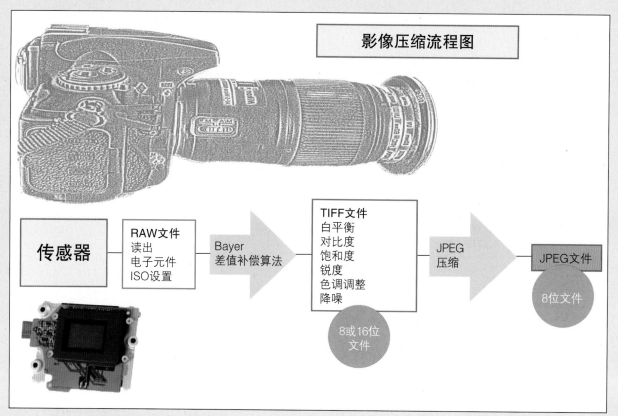

图8-3　RAW、TIFF和JPEG影像压缩流程图。

压缩

　　RAW、TIFF和JPEG之间的一个主要区别是压缩量不同（图8-3）。RAW文件从传感器传输到存储卡之前，会在相机中进行最低限度的处理，而不会对数据进行压缩。因此，RAW文件很大（30～50MB，取决于传感器大小和像素值），并允许使用第三方计算机软件（如Photoshop）进行后期处理。几乎所有的设置（如白平衡和图片控制）都可以在后期处理软件中更改。这些文件的压缩分为有损压缩和无损压缩。

　　JPEG压缩的程度比较大，使用的是有损压缩算法，以牺牲质量的方式来换取较小的文件大小。JPEG有两个主要描述符，允许在存储大小和影像质量之间进行可选择的折衷。

- 影像质量（精细、正常或基本）是指保存文件时使用的压缩量
- 影像大小（大、中、小）是指记录的像素数

　　精细/大的JPEG文件具有最好的质量和最小程度的压缩。

　　一旦像素数据在压缩过程中被消除，就无法恢复，因此基本/小的JPEG不适用于口腔临床影像。此外，现在相机和计算机的计算能力、存储空间和容量都已大幅扩展且价格低廉，因此没有必要在临床摄影中使用高度压缩的小文件。况且由于数

据的累积压缩，多次编辑JPEG文件也可能导致影像质量进一步下降。

无损压缩算法既减小了文件大小，也保留了原始未压缩影像的完整副本。经过计算机处理后，RAW文件通常被保存为TIFF文件，实际大小可能大于原始RAW文件（20~60MB），具体取决于无损压缩的类型。所有原始细节和图层将被保留，以便对影像做进一步调整，并提供最佳影像以供演示、出版和打印。与JPEG文件不同，RAM文件不能随时查看。在软件程序中打开RAW文件后，必须将其保存为另一种格式。这确保了原始RAW文件无论是在存储卡上还是在计算机中都保持完好无损。

RAW文件的后缀代表了相机的制造商：NEF代表尼康，CR2代表佳能，ORF代表奥林巴斯。RAW文件有着最佳的质量来存储数码影像，因为它是未压缩的，并且每种原色都是以12位或14位记录。作为对比，压缩的JPEG被存储为8位（图8-3）。

佳能提供了RAW的标准版本和两个精简版本（M-RAW和S-RAW），这两个版本的分辨率都低于RAW。尼康提供了RAW的子菜单，允许选择压缩或无损压缩，以及12位或14位的RAW位深度选项。在存储容量足够且需要最高分辨率的情况下，建议选择标准RAW格式；对于尼康相机来说，可以选择无损压缩和14位深度。

尼康D7100和D7200相机具有全面而直观的文件类型处理方法，提供RAW、JPEG以及JPEG各种大小和压缩的选项（图8-4）。

佳能EOS 7D的选项比尼康少，在JPEG的菜单屏幕上使用了更具说明性的方法，有6个质量（精细或正常）和影像大小（大、中或小）的组合选项，大小和质量从左到右递减（即从精细/大到正常/小）（图8-5）。

奥林巴斯OM-D E-M1具有RAW和JPEG文件选项，可通过菜单或显示屏访问（图8-6）。12种JPEG模式结合了影像大小（大、中、小）和压缩比（超精细、精细、正常和基本）。默认压缩比为正常，可通过菜单选项选择超精细。口腔临床摄影的最佳JPEG选项是大/超精细的JPEG。

对于口腔临床摄影，只要选择最好的质量和最大尺寸保存，使用JPEG格式就足以记录患者的病历资料。对于所推荐的约20MP像素的相机系统，可生成5~7MB、分辨率合适的JPEG文件。对于用作电子邮件附件（如专家或牙科技师查看）和互联网应用程序的JPEG文件，可以进一步减小其文件的大小（电子邮件通常为1MB，网站为300KB）。

目前有一种说法：从法医学的观点来看，唯一真正的数码影像只存在于RAW格式中。这种说法并不完全准确。影像数据完整性的标准因国家和职业的不同而不同，也因公共领域或私人领域的应用而有所不同。RAW文件包含更多的颜色数据，但60MB的RAW文件、5~8MB的JPEG文件与30~40MB的TIFF文件之间的视觉差异却并不显著（图8-7）。

在口腔临床工作中，对临床影像实施风险管控这一理念是非常值得推广的，而且有一个简单的方法可以避免影像丢失。数码单反相机和M4/3微单相机可以一次曝光拍摄两张影像（RAW和JPEG）。从一开始就选择双格式拍摄是比较合适的，在这种方法中，精细/大的JPEG是可用于所有常规用途的文件格式，而RAW

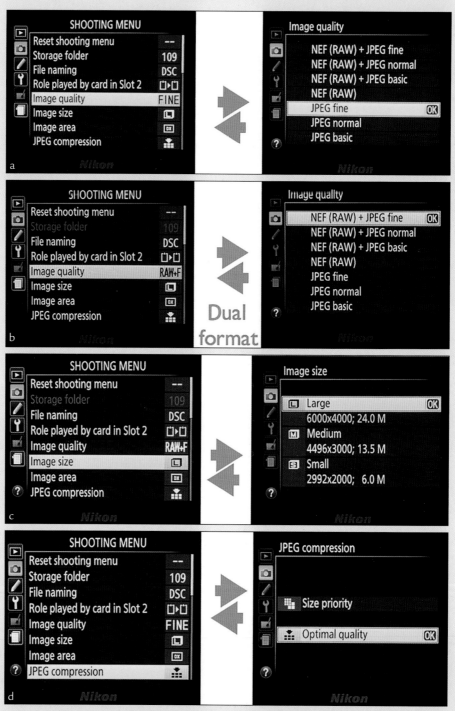

图8-4　尼康D7100和D7200的菜单选项。（a和b）影像质量选项。对于口腔临床摄影，既可以选择精细的JPEG格式，也可以选择双格式的NEF（RAW）和JPEG。（c和d）JPEG影像大小和压缩选项。对于口腔临床摄影，影像尺寸应较大，压缩应尽量达到最佳质量。

文件被保留并作为原始的、未经修改的数码影像归档。

　　关联的RAW和JPEG文件具有相同的指示符和文件号，但格式描述符不同。以尼康为例，RAW/JPEG格式的单次曝光结果将显示两个相邻的文件：DSC_1234.JPG和DSC_1234.NEF；对于佳能，这将显示为IMG_1234.JPG和IMG_1234.CR2；对于奥林巴斯，这将显示为P1234567.JPG和P1234567.ORF。

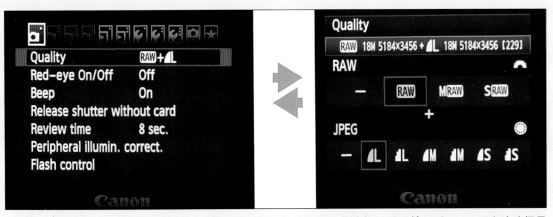

图8-5　佳能EOS 7D菜单在影像格式和质量方面有更简单的图形化选择。对于精细/大JPEG，应该选择最大的输出形式。

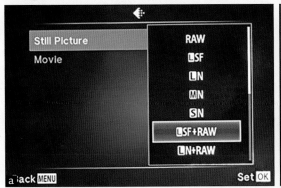

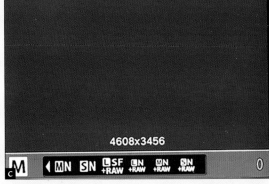

图8-6　（a~c）奥林巴斯OM-D E-M1提供影像格式、质量和大小选项。RAW只有一个选项，而对于JPEG，有大（L）和超精细（SF）选项。

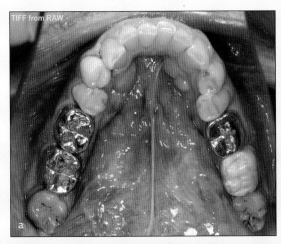

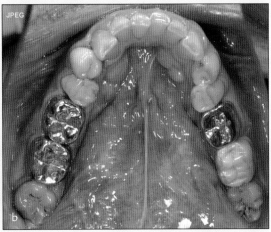

图8-7　从原始RAW文件转格式保存的60MB的TIFF文件（a）与以最高质量和最大尺寸拍摄的5MB的JPEG文件（b）在视觉效果上基本没有差异。

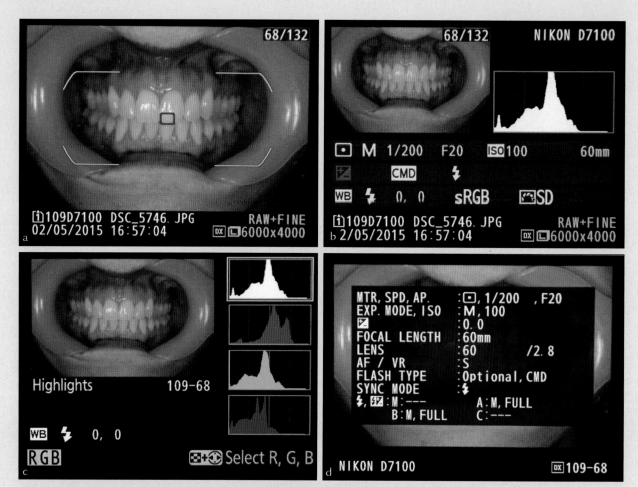

图8-8　尼康D7100和D7200上的显示屏提供有关当前曝光量的数据。尼康的影像查看模式呈现的信息有焦点（a）、影像细节（b）、红绿蓝直方图（c）和参数列表（d）。

相机的显示屏上只能看到JPEG格式，这是从存储卡复制到患者病历记录的文件。存储卡上的所有文件都应定期归档，包括RAW文件和调整后的JPEG文件。这样可以在需要时立即检索RAW文件，并将其与患者病历记录中相关联的JPEG进行匹配，以确保不会发生重要细节信息的丢失。这不会为摄影工作流程增添额外的工作量，而且如果牙医日后面临紧急情况，需要口腔临床影像给予支持时，这个小小的习惯可能会成为"救命稻草"。

然而，目前仍有一些牙科诊所坚持使用高度压缩的影像格式，而不升级数据存储和计算机设施。在现代牙科医疗中，正常运行的计算机系统对于计费、预约和记录是必不可少的。此外，现代牙科诊所需要确保其计算机系统具有足够的存储空间、高速传输的数据线和互联网接入，以处理、传输数码影像（放射影像和临床影像）。

影像查看

当存储卡置于相机中时，可以在显示屏上查看数码影像数据。尼康、佳能和奥林巴斯相机有不同的影像查看选项。

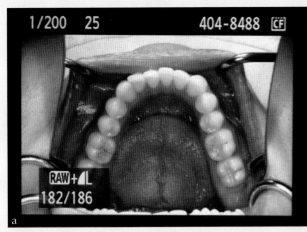

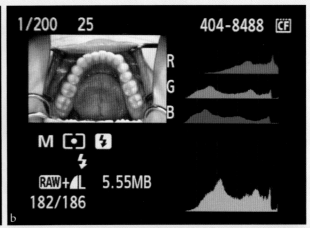

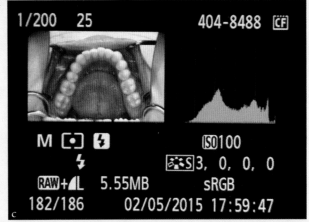

图8-9 佳能EOS 7D上的影像查看模式显示的信息，包括焦点（a）、红绿蓝直方图（b）和附加数据（c）。

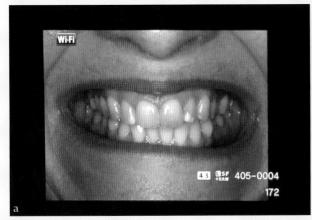

图8-10 （a和b）奥林巴斯OM-D E-M1上的影像查看模式。

　　当所选影像在尼康相机的显示屏上显示时，相机背面的多重选择器按钮可以上下切换，以显示有关影像的信息（图8-8），包括焦点、影像细节、放大影像、红绿蓝直方图和参数列表。

　　对于佳能相机，当影像在显示屏上可见时，按下"Info（信息）"按钮即可进入影像查看模式（图8-9）。佳能影像查看的选项不像尼康那样全面而有条理，奥林巴斯影像查看的选项甚至更简洁（图8-10）。

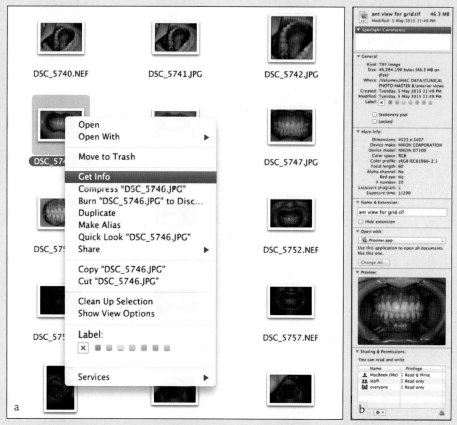

图8-11　在计算机显示屏上可以显示存储卡中影像的缩略图。选择影像后，右击"Get Info（获取信息）"子菜单（a）将突出显示有关该影像的细节信息（b）。

当影像文件从存储卡被传输到计算机上，原本在相机显示屏上显示的信息就无法浏览了。有关影像的基本信息，如文件类型、大小、路径、创建时间、尺寸等，可以通过右键单击影像文件来获取信息（图8-11）。只有使用Photoshop或Photoshop Lightroom等软件打开文件时，才能访问可交换文件格式（Exif）元数据中包含的附加信息（图8-12）。

影像采集

当按下数码相机上的快门按钮时，光电传感器捕捉通过镜头光圈和相机快门的光线。相机关闭后，该数据不会长久保留在传感器上，必须立即传输到永久存储设备。数码相机上一般有可拆卸的存储卡，相机拍摄的每张影像都可作为单独的数码文件保存在存储卡上。

存储卡

存储卡有两种常见类型：安全数码卡（SD卡）和标准闪存卡（CF卡）（图8-13）。SD卡在数码相机中最为常见，包括安全数码标准容量卡（SDSC卡）、

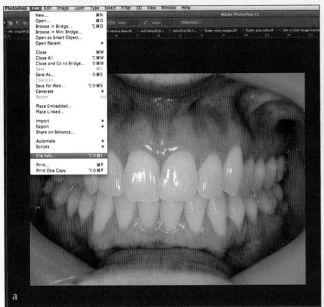
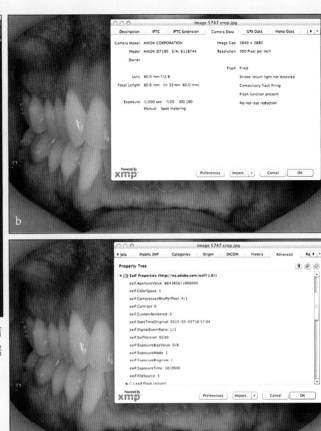

图8-12 在Photoshop中，访问文件类别然后点击文件信息子菜单（a）将显示与特定影像（b和c）相关的所有数据（Exif元数据）。

安全数码高容量卡（SDHC卡）和安全数码扩展容量卡（SDXC卡）。CF卡体积更大、容量更大、传输速度更快，通常只在专业级相机中才会使用。但即使是在专业级相机中，目前也逐渐向混合SD卡和CF卡插槽的趋势转变。

例如，佳能EOS 7D有1个CF卡插槽，而尼康D7100和D7200有双SD卡插槽。奥林巴斯OM-D E-M1和佳能EOS 70D只有1个SD卡插槽。佳能EOS 7D Mark II和尼康全画幅（FX）D800都分别有1个CF卡插槽和1个SD卡插槽（图8-14）。

存储卡的主要考虑因素是容量和传输速度。SDHC卡的容量范围为4~32GB，传输速度为45~95MB/秒。CF卡具有更高的容量（16~256GB）和更快的传输速度（60~160MB/秒）。因为口腔临床摄影是一个相对较慢的过程，在拍摄下一张影像之前，需要等待上一张拍摄结束后闪光灯回电，所以对传输速度并没有很高的要求。此外，即使使用RAW格式和JPEG格式存储，口腔临床摄影在1个月内的影像数量也不需要极大容量的存储卡。但无论格式如何，最好有两张卡，以便在一张卡出现故障或卡容量已满的情况下有备用卡。本章最后将讨论如何将存储卡上的数据归档。

推荐的存储卡品牌是SanDisk和Lexar。二者都有数据恢复功能，可以在存储卡突发故障的情况下协助数据恢复。在存储卡发生故障时，切勿继续拍摄影像，也不要删除影像或进行格式化。将存储卡放入读卡器，然后在计算机上运行软件

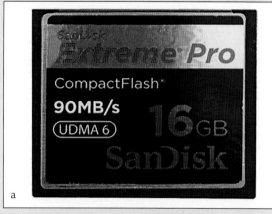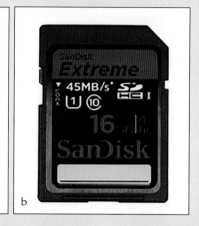

图8-13　存储卡：（a）CF卡和（b）SD卡。

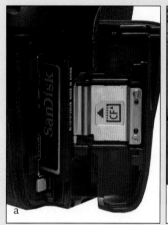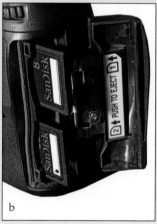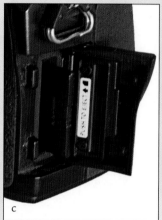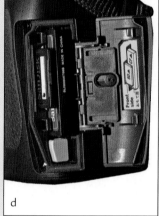

图8-14　每个相机机身都有不同的存储卡配置。（a）佳能EOS 7D有1个CF卡插槽。（b）尼康D7100和D7200有双SD卡插槽。（c）奥林巴斯OM-D E-M1和佳能EOS 70D只有1个SD卡插槽。（d）佳能EOS 7D Mark II和尼康全面幅（FX）D800都分别有1个CF卡插槽和1个SD卡插槽。

恢复数据。当需要清空存储卡时，最好使用相机菜单格式化存储卡并删除其中所有文件，而不是从计算机上删除文件。有的摄影师会对存储卡进行两次格式化以完全删除所有数据。

推荐的存储卡：

- 16GB SDHC卡：10级，传输速度为60~95MB/秒
- 16GB CF卡：UDMA7，传输速度为60~120MB/秒

影像传输

存储卡上的影像副本可以通过通用USB端口或Wi-Fi上传到计算机系统。

USB端口

读卡器包括端口设备（数据线）、外部设备（适用于SD卡和CF卡）以及某些

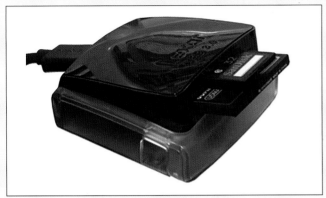

图8-15　USB外设读卡器。

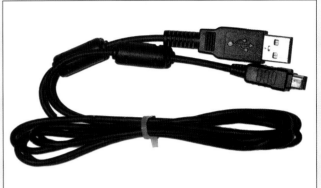

图8-16　USB数据线。

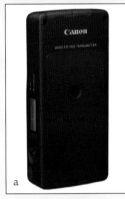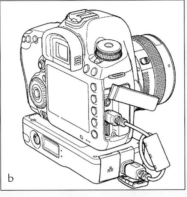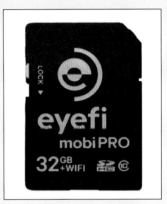

图8-17　（a）佳能EOS 7D Mark II相机专用的佳能WFT-E7A无线文件传输器（2代）。（b）传送器安装于相机底座上。

图8-18　用于将影像无线传输到计算机的Eyefi Mobi Pro卡。

计算机上的集成插槽（仅适用于SD卡）。推荐的读卡器是Lexar Professional USB 3.0双槽读卡器（图8-15）。

　　USB数据线也可以用来将数据从相机传输到计算机，但比使用读卡器慢，而且会耗尽相机的电池（图8-16）。

Wi-Fi

　　虽然大多数相机现在都提供Wi-Fi功能，但这通常仅限于传输到苹果和安卓设备（即智能手机和平板电脑），不能将影像文件传输到计算机。这是因为相机厂商试图让消费者将影像发送到手机或平板电脑上，以供高效率查看或进一步传播。

　　通过Wi-Fi将影像传输到计算机并非一个简单的步骤。尼康和佳能都提供了专用设备，可以将文件无线下载到计算机上，但这些设备昂贵又笨重，而且安装较为困难。佳能WFT-E7A无线文件传输器（2代）与佳能EOS 7D Mark II相机兼容，可以安装于相机底座（图8-17）。一旦设置好，可以非常高效地将影像无线传输到计算机上，并且不会对临床摄影工作造成干扰。

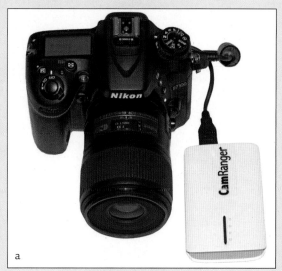
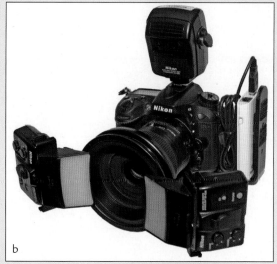

图8-19　（a）CamRanger遥拍器。（b）固定在尼康相机机身上的CamRanger遥拍器。

一种Wi-Fi传输方式是Mobi Pro卡（Eyefi），可以将文件从相机无线传输到计算机上（图8-18）。这是一种适用于大多数相机的SD卡。这项技术可以简化数据传输、提高临床工作效率，具有很大的潜力。然而，目前即使是对于JPEG文件的传输也存在延迟，而且其稳定性存疑。一些厂商通过这项技术实现了理想的影像上传效果，但目前可能更适用于尺寸较小的JPEG。口腔临床摄影需要传输至少5MB的精细/大的JPEG文件。

另一种Wi-Fi传输方式是CamRanger遥拍器（图8-19a）。这种设备外表看上去是一个小而扁平的盒子，通过USB数据线连接到相机上，创建一个可以由计算机连接的Wi-Fi热点，使用相机的Wi-Fi功能。虽然该设备以平板电脑或手机作为中介，但其非常易于将文件传输到附近的计算机上。CamRanger遥拍器必须以某种方式固定在相机机身上（图8-19b），这进一步增大了手持相机的体积。与许多类似的外置设备一样，安装可能很耗时，而且有时会不稳定，但设备和技术的升级可能会慢慢解决这些问题。

影像管理和存储

在牙科诊所，患者的临床病历记录是工作流程的核心。它是临床数据管理的关键，因此需要考虑维护数码影像的完整性，并建立适当的风险管理方法（图8-20）。

与患者相关的临床影像应该在就诊期间或就诊后马上导入到数字化临床记录、牙科管理软件或牙科影像软件中。放射影像软件（如SIDEXIS，Sirona）通常可以导入所有类型的数码影像，包括口腔内窥镜和单反相机拍摄的影像。将所有影像导入放射影像软件的一个实际好处是可以同时查看临床影像和放射影像，可

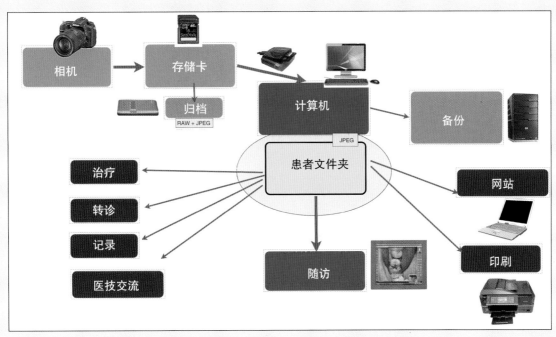

图8-20 口腔临床摄影工作流程应以患者病历记录为中心进行临床数据管理。

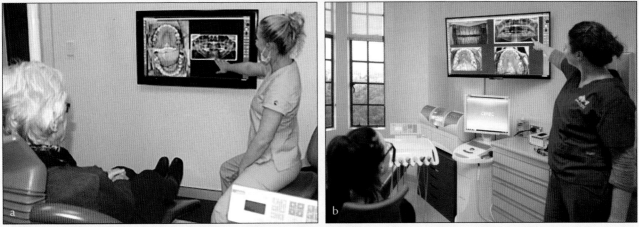

图8-21 （a和b）将临床影像导入放射影像软件意味着X线片和临床影像可以按时间顺序放置在一起。此外，这两种形式的数码影像（放射影像和临床影像）都更容易在同一个显示屏上查看。

以轻松访问这两种形式的数码文件，并提供同一患牙的不同视图以供牙医和患者查看（图8-21）。

无论采用哪种传输模式（读卡器、数据线或Wi-Fi），存储卡上的影像都会以缩略图的形式传输到牙医端计算机系统，并在显示屏上可见。通过导入，选定的影像将上传到患者病历记录中，无论随后如何使用这些影像，它们都构成了患者的完整病历资料。牙医可以追溯文件的来源，这也说明了凡是涉及患者权利的问题都必须得到重视。

成像软件可以将影像自由导入和导出，该软件通常与临床管理软件整合，可

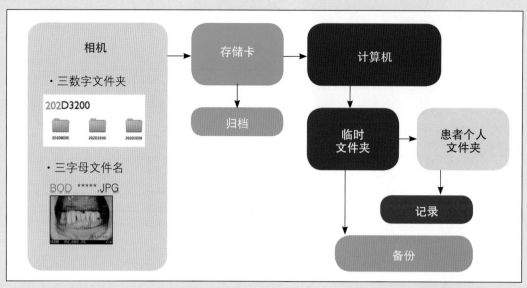

图8-22　当影像文件无法直接保存到患者病历记录时，必须采用备用方案，务必确保影像与相应患者或病种相关联。

将患者所有影像与其临床资料相关联。导入成像软件的所有影像都包含患者姓名和导入日期。来自单反相机的每张影像还包含拍摄时间以及相机型号、镜头类型、焦距、快门速度、光圈、ISO等信息。从风险管控的角度来看，将临床影像同时添加到患者病例记录中，可以提高临床诊断时书面记录的合理性和准确性。

如果无法及时将影像文件直接保存到患者病历记录中（例如当牙医在不熟悉的环境中工作时），创建一个将影像与患者姓名、就诊日期相关联的文件夹策略是非常重要的（图8-22）。通常来说，至少应该有一个文件夹系统来区分不同病种的患者，然后下一级是各个患者的子文件夹。可以借助相机三数字文件夹和三字母文件名的命名策略来管理在不同时间或对不同患者拍摄的临床影像。但这种方法缺乏及时将影像传输到患者病历记录的安全性和严密性，并且需要牙医和助手严格制定工作流程来保护影像并能够快速查找。

影像备份和归档

对临床数码影像的及时备份和归档应该成为牙医的日常工作。备份和归档流程必须时刻注意原始文件和副本的安全保护。该流程应该涉及副本的用途、如何长期保护原始文件、必要时如何迅速获取影像。

备份是复制文件并保留原文件的过程，所有临床资料（包括影像）应每日备份，并另外存储（实体版或电子版）。归档是指将文件从原处永久移动到新位置，这仍然是一个复制过程，但原始文件通常会被删除。所有文件从存储卡上原始位置的移动都会涉及数码副本的生产。如果使用双格式拍摄，则原始JPEG文件的副本将被传输到患者病历记录，并且其副本将成为备份文件的一部分。

存储卡上的原始影像应定期存档到专用外置硬盘上或使用云盘进行在线存储。如果每月将RAW文件和JPEG文件存档到外置硬盘上，每年使用单独的文件夹，每月使用子文件夹，就可以在每月的第一天重新格式化存储卡，以便为新的口腔临床摄影做准备。一张16GB的存储卡可以容纳约350个双格式RAW/JPEG文件。在普通牙科诊所中，不太可能在1个月内存满一张16GB的存储卡，但如果预期使用率很高，可以使用更大的存储卡或备用第二张16GB的存储卡。

这种数字化管理方法为临床病历记录中影像的来源和完整性提供了重要的佐证。从患者病历记录中的影像出发，并在外置硬盘上的存档影像中找到原始RAW文件和JPEG文件就会变得相对容易。将影像的拍摄日期与存档文件中的日期进行一致性比对，也可以让牙医、患者、监管机构或任何其他调查者确信，该临床影像是合法的记录，其真实性完全得到证实。

影像后期处理

数码影像的修改是拍摄完成的后期工作，具有多种描述性术语，如编辑、调整或润色。这些修改要么是修正性的、要么是创造性的，可以从简单的优化到增强，再延伸到加工。以上所有这些描述都意味着影像不同级别和程度的改变，并且在某些方面，改变后的影像不再与原始影像相同。影像修改的另一种分类涉及整体编辑、局部编辑和焦点编辑等术语，但区别并不严格，它们之间的界限也非常模糊。

对数码影像的改变及其影响的解释是非常微妙的，因领域不同存在差异。在摄影领域，例如广告或时尚界，润色被认为是基本操作。在美术等其他领域，对影像的修改有严格的限定。在医疗和牙科领域，出于真实性的考虑，影像的后期处理仅限于修正性而不是创造性的改变。

对临床影像的后期处理，可以涉及其边界、比例、亮度和色温。而临床影像最重要的部分就是其主体。例如，完整的面部影像、牙列的正面影像、上下颌牙弓影像都是特别限定的区域。如果去除了主体周围的多余内容，原本计划拍摄的主体并不会被减少或改变。就算影像被矫正或者阴影区域变亮，主体也不会受到影响。这种适度优化的处理过程并不会影响临床影像的完整性。而这种操作大部分可以使用尼康相机的内置编辑菜单或第三方编辑软件来完成。

例如，对临床影像进行裁切可以带来以下好处：

- 消除与主体无关的信息，避免分散受众的注意力
- 框定主体
- 突出重要细节
- 保持影像的完整性

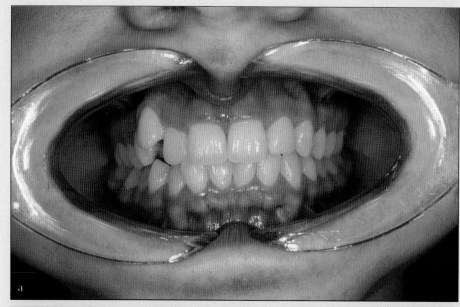

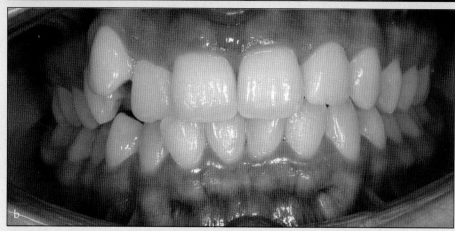

图8-23 （a和b）对这张牙列正面咬合影像进行裁切可以突出主体，即牙列与牙周组织。

　　裁切后得到的影像以主体为主要范围，这样展示时可以使受众（牙医、专科医生、技师、患者或其他人）最大限度地专注于与牙科相关的内容（图8-23和图8-24）。

　　对影像的优化还可以涉及对影像文件的数据做进一步调整。使用后期处理软件来修正RAW格式影像，可以进行裁切、旋转、亮度与对比度调整、颜色校正和锐化。所有这些变化都在传感器捕捉的原始数据的属性范围内，因为主体没有发生实质性变化，因此这是可以被接受的调整。

　　去除与主体无关的干扰性元素可以提高临床影像的价值。图8-25a中，手指出现在上颌前牙的腭侧面影像中，干扰了该影像的主体。移除手指和不必要的背景可以使该影像变得更有针对性和精确性（图8-25b）。临床影像的后期处理允许在最终呈现效果中使用不同的背景色来清晰地显示主体内容（图8-25c）。

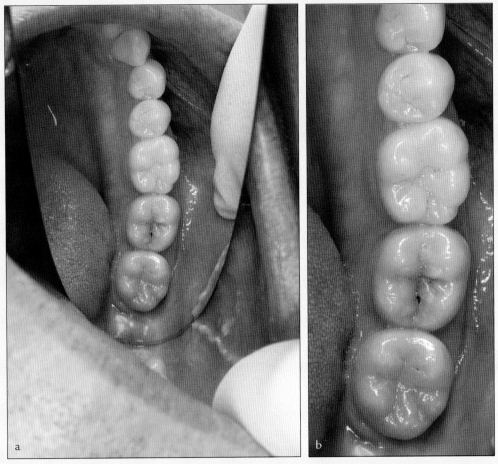

图8-24　（a和b）将这张牙列的象限影像进行裁切可以突出显示患牙，去除可能分散受众注意力的内容，例如反光板、手指、牵拉器等。

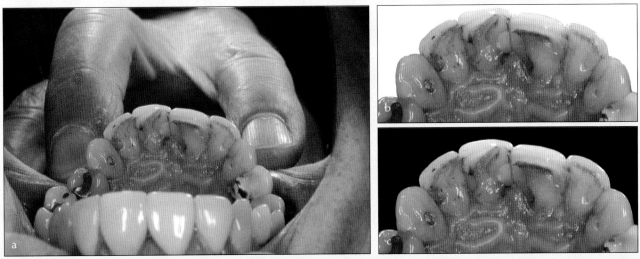

图8-25　（a）上颌前牙的腭侧面影像在视觉上被两根手指干扰。（b和c）在后期处理中将手指移除可以使影像的主体目标明确。请注意，临床影像的不同背景取决于不同的展示需要。

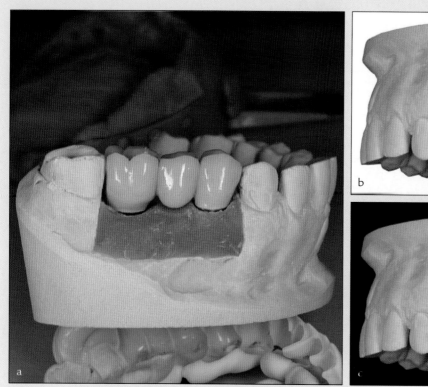
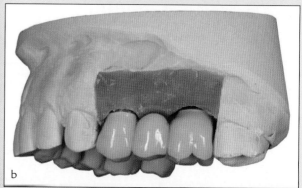
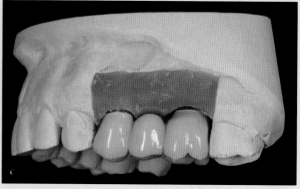

图8-26 （a）这张石膏模型影像的原始背景很容易让人分散注意力，且没有意义。（b和c）通过后期软件处理，影像背景变得干净、整洁。

更改临床影像的背景也属于影像优化过程中的操作。一张临床影像的背景中出现了咬合记录和印模材料（图8-26a），如果改为整洁的单色背景，并使用软件（如Adobe Photoshop）进行合适的旋转（图8-26b和c），影像的质量和视觉效果就会大大提高。

对临床影像进行创造性的修改指的是有意识地改变部分或全部主体内容的操作，而且在原始影像和修改后的影像之间会有明显的实质性差异。改变特定牙位的颜色和形状需要对影像进行特殊处理，但如果这是为了告知患者治疗后的预期结果，这种处理就是可以接受的（图8-27）。修改后的影像成为患者的预期结果，这基于牙医对自己的水平有足够的自信，能够在现实中实现软件上的呈现效果。

对口腔临床影像进行美化来提升受众的视觉效果，还可以通过服装、化妆、饰品和发型等装饰元素来实现（有关临床摄影标准化的讨论见第2章）。辅助照明的使用和背景道具的摆放也可以起到一定的作用。在广告摄影中，使用特效修片和皮肤润色等效果较为常见，但这在临床影像中并不适宜。对于这个问题，目前的相关规定与条例少之又少，对于临床影像修改的伦理性和合法性也尚未达成共识。

在口腔临床实践中最合理的是，把对患者临床影像的修改严格限制为简单的修正性调整。此外，牙医应立即将影像上传到患者病历记录中，可以在日后面临医患纠纷时，为牙医提供重要的支持性证据。

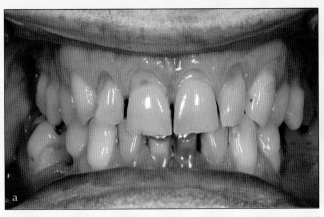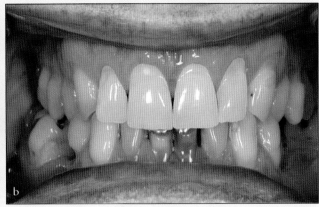

图8-27 （a和b）对临床影像进行后期处理以改变4颗上颌前牙的颜色和形状，如果这是用于告知患者治疗后的预期结果，这种处理是可以接受的。

对于在病例展示和出版物中使用的临床影像进行优化，也应该有指导原则。用于营销的临床影像，只要是在拍摄和后期编辑时都进行了创造性处理，就应该视为时尚照片，而非临床影像。

编辑软件

用于数码影像编辑的计算机软件数不胜数，然而，临床影像作为患者的病历记录，不需要使用软件进行大幅度的调整。运用合适的相机系统和熟练的摄影技术就足以得到最反映实际临床情况的影像，而不应该借助计算机软件进行大量的后期编辑。

Windows和Mac系统都可以提供编辑功能从简单到复杂不等的应用软件。Adobe Photoshop Elements是最简单、最通用的跨平台软件之一，与Adobe Photoshop和Adobe Photoshop Lightroom的高成本和复杂性相比，它已能满足临床影像的常规优化需求，而后两个软件则更受摄影发烧友和专业人士的青睐。

常用编辑功能

主要的编辑功能包括以下内容：

- 旋转：
  - 矫正
  - 旋转
  - 翻转
- 变换：
  - 扭曲
  - 透视
- 裁切

- 光线调整：
  - 色阶
  - 阴影和高光
  - 对比度
  - 亮度
- 颜色：
  - 色调/饱和度
  - 色温

- 清除：
  - 仿制图章
  - 减淡和加深
- 锐化
- 选择：
  - 图层
  - 磁力套索

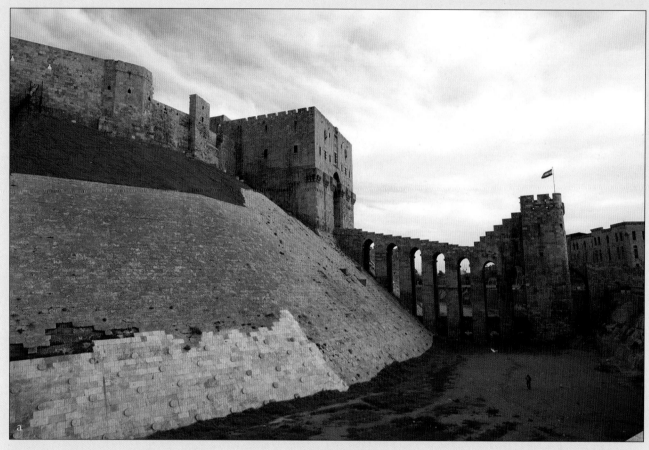

图8-28 （a）笔者于2010年用尼康D700（12MP FX）拍摄的阿拉伯叙利亚共和国阿勒颇市要塞的影像，起初是作为个人旅行记录的一部分，现在已具有历史价值，因为这个要塞已经被战争摧毁。

　　最基本的功能可以通过尼康相机内置编辑菜单直接进行，但需要刻意练习才能掌握这项技能，从而获得与专用编辑软件相同的效果。熟练的牙医可以在几分钟内完成临床影像的调整，优化其质量。

　　RAW文件和编辑软件的使用，可以在保留影像主体内容的前提下，让影像的呈现效果更加专业，给受众留下深刻印象。特别是图层功能的使用，多张影像的内容可以同时出现在同一文件中，以一种为最终影像增加更多内涵的方式来排列，并通过背景来突出效果。分层影像可以无限地移动，每个对象的大小、背景、颜色和模式都可以随意调整。在PNG和GIF文件中，透明背景的使用可以将某一对象拖放到另一个影像中，或者拖放到Apple Keynote或Microsoft PowerPoint幻灯片中。

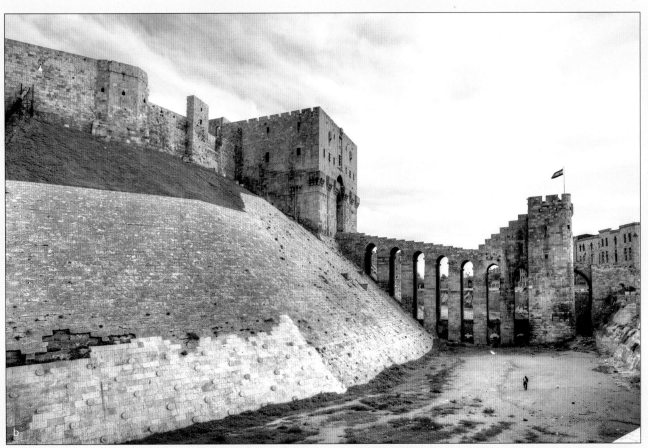

图8-28（续）　（b）通过对原始RAW文件进行仔细的优化，细节和颜色更加突出。为了矫正塔楼的方向，笔者进行了细微的透视调整。这些调整将影像中已有的数据最大化，最终看起来仿佛拍摄时该场景就是这种视觉效果。

　　　　非临床影像的摄影作品有着更宽泛的编辑范围。经过数次优化后影像所能达到的最终效果取决于摄影师的喜好，而不受各种条例所限定。这种摄影更接近于艺术创作领域。口腔临床摄影与其之间的差异在于，临床影像的产生和应用应当受到更严格、更正规的限制与监管。

　　　　尽管在普通摄影中，影像的修改和调整不受公众监督，只关乎影像编辑的技巧和审美。但仍可见到许多作品依旧保留着影像的实质，如同临床影像一般，完成的是修正性而非创造性的优化（图8-28）。

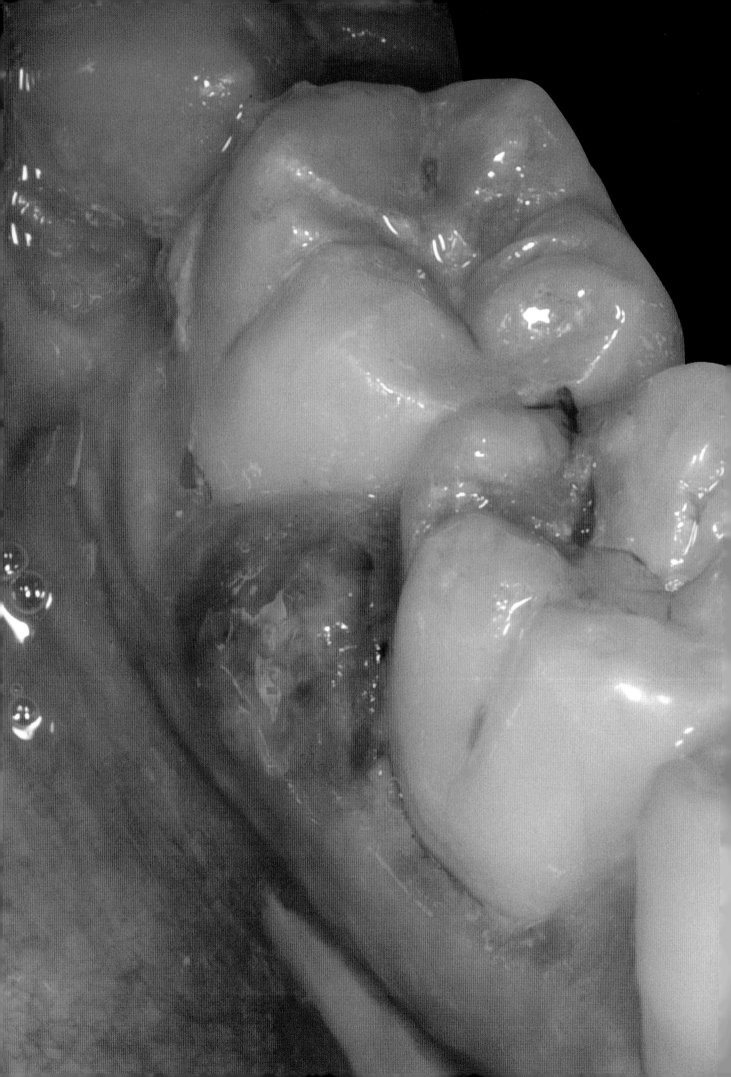

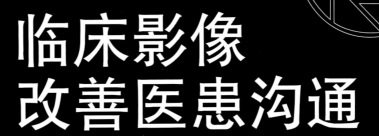

临床影像
改善医患沟通

Improving Communication and Treatment Acceptance with Photography

背景

　　牙医经常需要寻找合适的策略使患者接受治疗方案。例如，提高与患者的沟通技巧，以增加患者的治疗接受度。虽然有一些方法确实提高了患者的理解力和治疗方案的透明度，但牙科诊所特殊的医疗氛围可能会影响有效的医患沟通。

表9-1	传统和现代牙科的优先关注事项	
	传统	现代
1	健康	美容
2	功能	便捷
3	使用寿命	花费
4	花费	疼痛
5	美容	整体性

有些方法是销售和营销的衍生品，过于商业化，甚至具有欺骗性，可能会促使患者在不了解疾病原因或治疗效果的情况下就同意治疗。牙医应首先考虑这些方法是否体现了牙医的专业性，并遵循了牙科标准治疗原则：

1. 为患者提供高质量的牙科治疗。
2. 教育患者将牙科治疗视为身体健康和生活质量的重要组成部分。

适当的治疗计划和临床技能是大多数牙科本科教育的基础内容，其必要性毋庸置疑，但仍不能保证牙科诊所的顺利开展。发达国家盛行的牙科治疗模式以预约为中心，由牙医负责开展牙科治疗兼诊所管理。实际上，牙科诊所是提供医疗服务的类似于小企业的复杂综合体。在牙医和患者之间建立长期关系不能只依靠简单的复制策略；因为患者的年龄、性别、态度和需求各不相同。除此之外，每位患者的牙科需求可能会随着时间的推移而变化，接受和支付牙科治疗的能力也会随之改变。在成功实施牙科治疗的同时，建立信任和融洽的医患关系是非常重要的。也许有50%的患者不寻求治疗或负担不起治疗费用，大多数牙医关注到了这个问题，认识到收费牙科中存在不平等的内在可能性，并努力平衡盈利和无私精神。许多牙医甚至会为患者提供无偿服务或通过援助计划捐款。口腔卫生需求是否是公共卫生的优先事项以及如何为牙科治疗提供资金，仍然是各国政府所面临的难题，也是牙科行业所持续关注的问题。

牙医的另一个复杂问题：牙科的主要目标并没有被广泛接受。在学术界，一种观点认为主动或广泛的牙科治疗有些过度，而另一种观点则认为最小干预等同于忽视。这两种截然相反的观点不仅会引起牙医之间的争议，还会使患者和公众对牙科治疗产生困惑。

健康和功能一直是牙科专业的传统关注事项，但最近美容开始变得更为重要（表9-1）。这可以看作是一种向满足公众愿望而非实际需要的转变。接受患者的所有要求可能会让牙医在医德方面遭受争议。

专栏9-1	患者抗拒牙科治疗的原因

- 与牙科相关的普遍焦虑
- 害怕牙科治疗引起的不适与疼痛
- 对费用的关切
- 没有牙科治疗预算
- 预约和分配时间的不便
- 感知价值缺失
- 懒惰
- 将牙齿健康列为低优先级
- 对牙医的不信任
- 对牙科的偏执看法
- 另类健康理念

后现代主义

后现代主义是20世纪末的一场哲学运动，其特点是广泛的怀疑主义、主观主义或相对主义；对理性的普遍怀疑；否认解释现实的科学；拒绝接受权威和专家知识，认为权威人士和专家是精英主义者。在牙科领域的表现是患者普遍认为所有的意见都是同样有效的。患者不仅接受来自互联网等未经证实来源的观点，而且认为非专业人士的观点与牙医的观点一样具有说服力。

此外，还有许多牙科治疗的阻力从未被提及（专栏9-1）。

这些内容反映了患者某种程度上的认知和态度偏见，导致他们在寻找证据时非常有选择性。在后现代主义环境中，这可能导致牙医的建议不被认为是权威的专家建议，而只是普通的另一种意见，可以被质疑或驳回。

牙科意识和期望

牙科患者其实对其牙齿和牙周组织的真实状况知之甚少。"证据不足不等于不存在。"专业人士知道，疼痛和不适不是牙齿疾病的主要原因，没有疼痛和不适也不能代表牙齿健康。但是，在大部分患者看来，如果牙齿没有症状或者已经习惯于牙齿功能丧失，那么让他们接受牙科治疗是比较困难的。大部分牙科患者无法通过视觉接触到自身牙齿的真实状况，因此常常忽略牙科治疗。

如今，人们已经把注意力集中在牙齿的色泽上，这在一定程度上是"自然的东西比合成的东西更好"这一观点的延伸。虽然用树脂材料替代汞合金可能在一定程度上是因为担忧汞的安全性，但对于后牙而言，选择陶瓷而不是金属修复体似乎是美学的胜利，因为金属实际上具有更高的强度和更长的使用寿命，磨除的牙体组织更少。关于健康饮食的现代理念促使患者选择"天然"或"健康"的食材，但它们有可能会对牙齿产生不利影响（专栏9-2）。

在牙科领域，代际差异可能会影响患者对容貌和健康的期望。20世纪后半

专栏9-2	可能对牙齿产生不利影响的饮食习惯

- 饮用含糖的运动饮料，虽然有助于补充水分，但会引起龋齿
- 每天给孩子们喂食所谓"健康条"，这些"健康条"被吹捧为营养丰富，但糖分含量较高，会导致龋齿
- 每天喝热柠檬汁被视为一项健康措施，但酸性环境会腐蚀牙釉质
- 使用娱乐性药物和酒精，很少考虑它们对牙齿和牙周组织的长期不良影响

叶，60岁的人并不期望长寿，而是期望失去牙齿后拥有完整的义齿。如今，很多人的寿命能达到八九十岁，他们的愿望是尽可能长时间地保持高质量的生活，包括自信微笑和正常进食。如果自身的牙齿需要维持80~90年，那么被动修补或紧急处理显然远远不够。种植牙的出现不应被视为解决长期缺牙的最理想策略，因为还没有看到这种治疗方式的长期影响。对于许多中老年患者，需要提高他们的牙齿期望值，尽可能多地保存天然牙齿，从而使牙齿尽可能健康地工作更久。

至于遵循后现代主义的患者，很多人已深深陷入了自由主义。他们将健康归结于好运。他们可能会无视逻辑地解决需求，认为疾病会毫无预兆地发生。有些患者甚至认为牙科治疗是一种生活方式的选择。此外，他们会将牙科治疗跟肉毒素注射、化学去角质和即时美容等服务等同。对于追求"快速完美"的患者，牙医需要修正患者不切实际的期望，以确保他们接受适当和定期的牙科护理。

事实陈述与价值陈述

哲学家David Hume（图9-1）强调了事实陈述和价值陈述之间的区别，以及在事实陈述的基础上提出主观意见的观点。牙科治疗的操作性较强，显得治疗比诊断更加重要，后者通常被认为会给出治疗建议。根据David Hume的理论：事实陈述是描述性陈述，因为它们是可证明的；价值陈述是应然陈述、是评价性陈述（图9-2）。

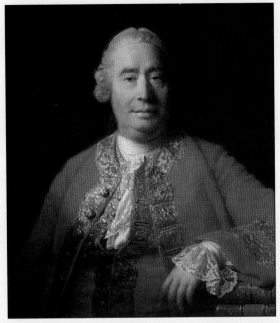

图9-1 哲学家David Hume（1711—1776）强调了事实陈述和价值陈述之间的区别。

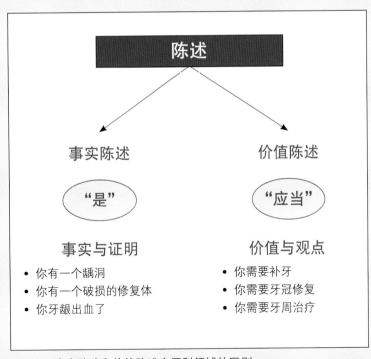

图9-2 事实陈述和价值陈述在牙科领域的区别。

专栏9-3	与视觉有关的俗语

- 眼见为实
- 一图胜千言
- 相信自己的眼睛
- 文本只是表象，图像才是现实
- 相机不会"说谎"

视觉学习

个人从环境中获取信息主要靠3种基本类型的学习：视觉、听觉和触觉。

大脑视觉皮层比其他感受器官更大，眼睛是人类感官中最重要的器官，大脑中约有70%的知识都是通过眼睛获取的。人类的视觉世界已经从最初关注周围环境与生存，发展到通过印刷品、电视和计算机获取数据和娱乐。人类的世界是由视觉支配的，与其他感官方式相比，人类更可能将现实与视觉体验等同起来。很多俗语与视觉体验有关（专栏9-3）。

人类以知识和信仰为基础，构成了信息整合的基础。人们通常会自己解读数据，以尽量减少其影响。

在牙科场景下，触摸和感觉可能会被误解：对于断裂的充填物或牙齿，患者可能只感受到一个粗糙的边缘，并且损害的程度不被重视。尽管牙医会通过话语传递牙齿信息，但患者可能会忽略重要信息，从而低估了牙齿问题的重要性。作为视觉辅助的常规影像（例如其他人的影像、活动挂图或动画）也可能会被患者忽略，因为它不能代表患者自己。然而，根据笔者的经验，患者的口腔临床影像会让他们深刻认识到自己牙齿存在的问题，足以将其牙科意识的锚定点上升到一个新的位置。

患者宣教和治疗接受度

结合临床影像展示口腔状况内在的真实性，并辅以结构化的口头阐述，是一种非常有效的患者宣教方式。这样可以避免患者落入后现代主义"陷阱"，使牙医的观点仅仅成为其中一个参考（图9-3）。牙医可以先给出一个初步的描述性陈述，概述口腔问题和诊断，然后通过临床影像提供证据。尽管"我想让你看看我看到了什么"这样的请求是一句简单的话，但它在描述性陈述和随后的视觉确认之间起着桥梁的作用。影像证据被展示出来以后，患者拥有了自己的口腔临床影像，牙医再来跟患者讨论治疗方案就容易得多。

陈述 1： 描述 + 临床影像
　　　　　 "你有一颗缺损牙齿。"

陈述 2： 不治疗的后果
　　　　　 "如果不及时治疗，以后可能
　　　　　 要拔除这颗牙齿。"

陈述 3： 观点
　　　　　 "你的牙齿需要充填修复或者
　　　　　 做一个牙冠。"

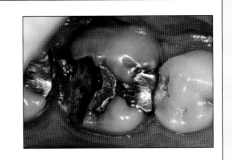

图9-3　结构化的口头阐述辅以患者自身的口腔临床影像，牙医进一步告知患者不治疗的可能后果，这些做法会大大提高患者对牙医治疗方案的接受度。

　　通常在这种情况下，患者会主动要求治疗。此外，牙医还应提及不治疗的可能后果，进一步提升患者的治疗接受度。例如，牙医可以提到牙齿有一个非常大的龋洞，如果不及时治疗的话后期可能需要拔牙。

　　医患沟通的常见示例如专栏9-4所示。

　　在具体的临床场景下，临床影像证实了事实陈述的内容，并且提供了证据。现在不是牙医说"我告诉过你"的时候；此时此刻，情况发生了变化，患者现在更愿意为自身病情和状态承担责任，更重要的是，愿意就解决问题展开对话。

　　笔者建议不要向患者收取这一阶段临床摄影的费用。这样做的好处远远大于收取小额费用。事实上，如果患者担心临床摄影可能会产生额外费用，牙医可以不收取这部分费用，从而使得临床影像的获取与医疗行为有关，而不是与金钱有关。

　　使用患者自己的口腔临床影像来验证事实陈述具有更大的好处。它为患者建立了永久的信任和信心，也说明牙医有能力识别牙齿问题，以一种他们能理解的方式展示问题所在，并赋予他们倾听和做出治疗决定的能力。使用标准影像（如上颌牙弓影像）的一个优点是，牙齿的潜在问题可以被提前发现。修复失败、磨损和牙体组织变化可以通过原始影像和后续影像的对比进行强化。患者有时记不住在就诊时牙医所说的话。然而，将这些信息与临床影像结合起来，患者复诊的可能性会更大。通过这种方式，牙医可以为患者制订更长远、更现实的治疗计划。一次性治疗的概念，需要患者立即接受压力，往往会弄巧成拙。患者需要时间对其自身牙齿状况充分了解，并且产生寻求治疗的想法。一旦患者在主观上确信治疗的益处，再加上牙医实际治疗的成功，患者就会成为牙科治疗的发起人。

专栏9-4　　医患沟通示例

示例1

牙医： 你的牙齿有一些问题，在旧充填体旁边，有个牙尖断裂了。

患者： 这只是一个粗糙的边缘。你能把它弄平吗？（潜台词：这并不严重，而且我也不痛，你是在夸大。）

牙医： 我能给你看看我看到的吗？（牙医给患者看了一张旧银汞充填的牙齿影像，第二磨牙远中牙尖断裂。）

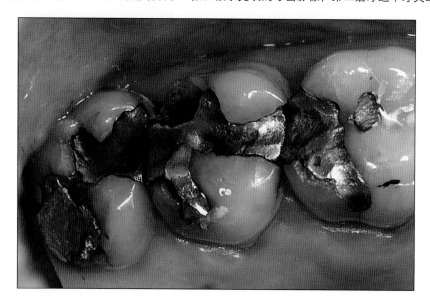

示例2

牙医： 你的牙龈还在发炎，牙齿上有很多牙菌斑。

患者： 我每天刷牙两次，并且会用牙线清洁。（潜台词：我已经尽力了，我不想被批评。）

牙医： 好的。你来评价一下口腔清洁做得怎么样。来看一下我所看到的。（牙医给患者展示牙菌斑和牙龈炎的临床影像。）

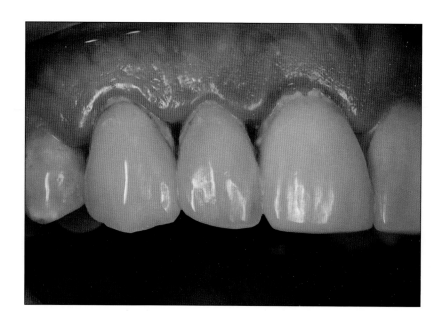

总结

　　所有牙医都在努力引导患者了解他们自身的牙齿问题，以便及时接受治疗，最终为他们提供健康、功能正常和美观的牙列。在后现代主义世界中，患者往往会拒绝牙医经常使用的评价性陈述（价值陈述），并将其视为众多参考意见之一。促使患者理解和遵从的一种简单方法是将描述性陈述（事实陈述）与患者自己的口腔临床影像相结合。这为牙医提供了合理和通用的证据工具，可以区分、阐明和验证患者口腔中的具体问题。

　　临床摄影是帮助患者从被动状态过渡到主动状态的一种重要但未被充分利用的工具。临床影像拍摄后应立即传输到显示屏上供患者查看。如果患者能够在比较构图中观察到自身牙齿状况，将有助于确保患者充分理解描述性陈述中的事实信息。

　　使用数码相机拍摄的临床影像不仅是信息载体，也是决策驱动因素。每当一张临床影像验证了描述性陈述时，就有一根信任的纽带在加强。只有接受治疗的决定在患者脑海中形成时，牙医才应该进一步提供帮助，从可用的选择中为患者确定最佳治疗方式。

　　这种方法不是营销活动，也不是牙科促销手段。它为牙医提供了一个多功能工具，以引导患者重新认识自身的牙齿问题，并确认长期口腔健康维护的重要性。使用临床影像可以使患者在治疗决策过程中发挥更大作用，并最终更配合地接受高质量的牙科治疗。

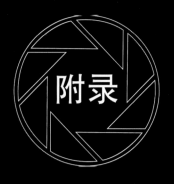

附录

A 参考文献

B 摄影备忘录

C 相机推荐

D 讲师须知

A 参考文献

Ahmad I. Digital dental photography. Part 1: An overview. Br Dent J 2009;206:403-407.

Ahmad I. Digital dental photography. Part 2: Purposes and uses. Br Dent J 2009; 206:459-464.

Ahmad I. Digital dental photography. Part 3: Principles of digital photography. Br Dent J 2009;206(:517-523.

Ahmad I. Digital dental photography. Part 4: Choosing a camera. Br Dent J 2009;206:578-581.

Ahmad I. Digital dental photography. Part 5: Lighting. Br Dent J 2009;207:13-18.

Ahmad I. Digital dental photography. Part 6: Camera settings. Br Dent J 2009;207:63-69.

Ahmad I. Digital dental photography. Part 7: Extra-oral set-ups. Br Dent J 2009;207: 103-110.

Ahmad I. Digital dental photography. Part 8: Intra-oral set-ups. Br Dent J 2009;207: 151-157.

Ahmad I. Digital dental photography. Part 9: Post-image capture processing. Br Dent J 2009; 207:203-209.

Ahmad I. Digital dental photography. Part 10: Printing, publishing and presenting. Br Dent J 2009;207:261-265.

American Academy of Cosmetic Dentistry. A Guide to Accreditation Photography: Photographic Documentation and Evaluation in Cosmetic Dentistry. Madison, WI: American Academy of Cosmetic Dentistry, 2009.

Batra P, Tripathi T, Rai P, Kanase A. Clinical photography in the orthodontic office. J Clin Orthod 2011;45:569-578.

Bengel W. Mastering Digital Dental Photography. Berlin: Quintessence, 2006.

Christensen GJ. Important clinical uses for digital photography. J Am Dent Assoc 2005;136:77-79.

Dunn JR. Dental photography: A new perspective. Oral Health 2009;99(12):34-40.

Galante DL. History and current use of clinical photography in orthodontics. J Calif Dent Assoc 2009;37(3):173-174.

Goldstein MB. Digital photography update: 2010. Dent Today 2010;29(5):132-135.

Goldstein MB. Digital photography update: 2011. Dent Today 2011;30(5):138-142.

Ho C. Clinical photography: A picture can tell a thousand words. Dent Pract 2004; 15(6):148-154.

Kiran DN, Anupama K. Digital photography in dentistry. Indian J Stom 2010;1(2):77-80.

Loiacono P, Pascoletti L. Photography in Dentistry. Milan: Quintessence, 2012.

Lowe E. Digital photography: The AACD series—Part one. J Cosmet Dent 2010;26:25-30.

Mayer R, Moreno R. A cognitive theory of multimedia learning: Implications for design principles. https://gustavus.edu/education/courses/edu241/mmtheory.pdf. Accessed 20 July 2016.

McKeown HF, Murray AM, Sandler PJ. How to avoid common errors in clinical photography. J Orthod 2005;32:43-54.

Moncada G, Silva F, Angel P, et al. Evaluation of dental restorations: A comparative study between clinical and digital photographic assessments. Oper Dent 2014;39(2):E45-E56.

Moreno R, Mayer RE. A learner-centered approach to multimedia explanations: Deriving instructional design principles from cognitive theory. Interactive Multimedia Electronic J Computer-Enhanced Learning 2000;2(2):12–20.

Morris M. Digital photography: Your modern communication and marketing tool. Dent Econ 2009;99(3):88–90.

Morse GA, Haque MS, Sharland MR, Burke FJ. The use of clinical photography by UK general dental practitioners. Br Dent J 2010;208(1):E1.

Shagam J, Kleiman A. Technological updates in dental photography. Dent Clin North Am 2011;55:627–633.

Sharland MR, Burke FJ, McHugh S, Walmsley AD. Use of dental photography by general dental practitioners in Great Britain. Dent Update 2004;31:199–202.

Sharland MR. An update on digital photography for the general dental practitioner. Dent Update 2008;35:398–404.

Sheridan P. Dental Clinical Photography: A Guide to Standard Views. Sydney: Bakelite, 2013.

Sheridan P. Practical aspects of clinical photography: Part 1—Principles, equipment and technique. ANZ J Surg 2013;83:188–191.

Sheridan P. Practical aspects of clinical photography: Part 2—Data management, ethics and quality control. ANZ J Surg 2013;83:293–295.

Shorey R, Moore KE. Clinical digital photography today: Integral to efficient dental communications. J Calif Dent Assoc 2009;37:175–178.

Snow SR. Assessing and achieving accuracy in digital dental photography. J Calif Dent Assoc 2009;37:185–191.

Terry DA, Snow SR, McLaren EA. Contemporary dental photography: Selection and application. Comp Contin Educ Dent 2008;29:432–436, 438, 440–442.

推荐App

DDS GP (Kick Your Apps, Inc). Available through the Mac App Store.

Perfect Tooth (eHuman Inc). Available through the Mac App Store.

B 摄影备忘录

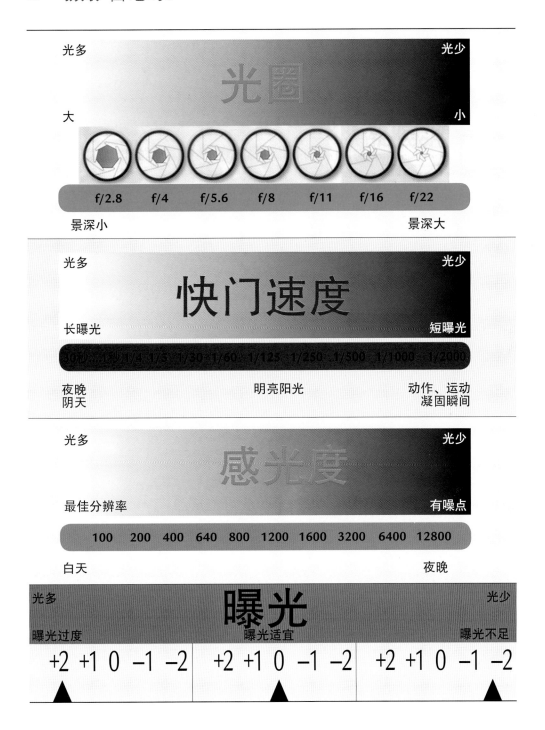

C 相机推荐

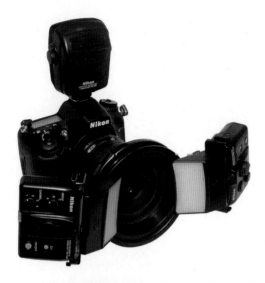

机身: 尼康 D7100
尼康 D7200
镜头: 尼康 AF-S 微距镜头 (60mm f/2.8G ED)
闪光灯: 尼康 R1C1 无线双点闪光灯
传感器: 24MP DX (24mm × 16.7mm)
重量: 3.90磅 (约1.77kg)
价格: 2400美元

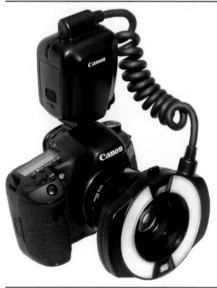

机身: 佳能 EOS 7D
佳能 EOS 7D Mark II
镜头: 佳能 EF-S微距镜头 (60mm f/2.8 USM)
闪光灯: 佳能 环形闪光灯 MR-14EX
佳能 环形闪光灯 MR-14EX II
传感器: 24MP APS-C (24mm × 16mm)
重量: 3.86磅 (约1.75kg)
价格: 2500美元

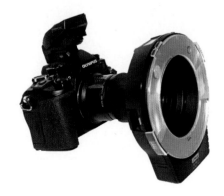

机身: 奥林巴斯 OM-D E-M1
奥林巴斯 OM-D E-M1 Mark II
镜头: 奥林巴斯 M.Zuiko 微距镜头 (ED 60mm f/2.8)
闪光灯: 美兹 15 MS-1 环形闪光灯
传感器: 16MP M4/3 (17.3mm × 13mm)
重量: 2.16磅 (约0.98 kg)
价格: 2000美元

相机说明

推荐的这几款相机都能拍摄出高质量的口腔临床影像，并且能够进行裁切。

焦距转换率和镜头

在临床摄影中，105mm微距镜头可以代替60mm微距镜头，但它比60mm微距镜头更重、更长，景深也更小。DX（尼康）和APS-C（佳能）传感器，由于焦距转换率为1.5，105mm微距镜头的视场会放大1.5倍，相当于160mm镜头，而60mm微距镜头相当于90mm微距镜头。M4/3微单相机（奥林巴斯）的焦距转换率为2，使用60mm微距镜头相当于120mm镜头。

第三方配件

通常不建议使用第三方镜头或闪光灯。来自同一家公司的配件与相机机身的整合可以提供高预测的结果。然而，奥林巴斯闪光控制器FC-01和奥林巴斯环形闪光灯RF-II对于相机OM-D E-M1来说太大了。美兹15 MS-1环形闪光灯的尺寸更适合这种轻型相机，是一种功能良好的替代闪光灯。

相机内置编辑

尼康和奥林巴斯相机都有内置编辑功能，可以在相机内部调整影像。尼康的修图菜单可以提供精确的裁切、矫正和增亮效果。奥林巴斯相机可以进行一些不太精确的裁切。

双格式拍摄

建议对相机的拍摄方式使用双格式设置。一次曝光，可以获得RAW和JPEG两种格式的文件。压缩的JPEG用于临床病历记录和常规用途，而未压缩的RAW文件则可能用于医学鉴定、风险管理和作为证据使用。

D 讲师须知

这一部分内容针对的是开展口腔临床摄影讲座和课程的讲师。大多数讲师都是牙医，对牙科有着满腔的热情，并渴望与其他专业人士分享在执业生涯中学到的知识。这些牙医通常在各自的专业领域具有高超的临床技能，但这并不一定能无缝转化到演讲台上。现代教育的发展远远超出了简单的说教式讲授，讲师需要多样化的表达方式和技巧。此外，授课方式还需要根据受众的不同及时进行调整。

研究生学员

研究生学员（与牙科专业或口腔卫生专业的本科生相比）一般都掌握了其专业的精髓，并且具有一定的洞察力。在参加研究生讲座或继续教育课程时，他们花费了时间和金钱来获得有用信息，因此对课程水平拥有比本科生更高的期望值。本科生的理解水平相对较低，并且其学习内容与牙医工作场景之间没有直接、紧密的联系。研究生与本科生不同，讲师需要将研究生学员（包括牙医、口腔卫生士）视为同龄人。就所提供的数据和所涵盖的领域而言，授课内容应更为广泛和全面。用大量信息来挑战学员，总比用没完没了的重复来填满课程时间要好。

虽然受众中的每位从业者可能都有一个牙科知识的核心"存储库"，但很难知道他们如何整合新知识。临床摄影课程的授课风格应该多种多样，可以包括实践、讲座、印刷材料以及视听学习等方式，还应该包括多媒体介入和讨论环节。每位学员都有一套学习方法的层次结构，而对于大多数人来说，多种授课方法的组合提供了大量信息源，学员可以随时从中选择。当然，这些都不是固定的，讲师可以根据授课当天的情况灵活调整。例如，无聊的授课和未实现的期望可能会打击学员学习口腔临床摄影的热情。因此，讲师必须提供最新且有用的信息，借助多媒体工具，以一种充满活力且连贯的方式呈现口腔临床摄影课程。

讲座技巧和影像的使用

牙科领域的所有讲师都依靠讲座技巧来激发学员的兴趣并促进其学习。无论是面对面讲座、互联网授课还是在公开场合演讲，牙科讲师通常都会编写讲义并使用视听教具。

当然，动手训练是牙科的最终教学方法，在课堂环境中，合理使用临床影像会让学员的学习体验更佳。学员希望讲师展示知识和技能，临床影像的质量是评估讲师临床摄影水平的重要参考。

这些临床影像需要以促进学习的方式呈现。讲师应该在幻灯片上展示自己接诊过程中拍摄的临床影像，并辅以支持性的文本说明。因此，口腔临床摄影讲师至少必须具备以下条件：

- 适当的相机系统

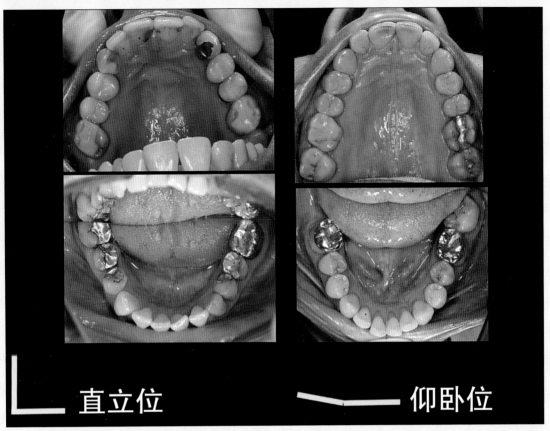

图1　在牙科讲座中，临床影像是幻灯片的核心要素，可以尽可能减少文本元素。

- 拍摄高质量临床影像的能力
- 一定水平的后期处理技能
- 熟练使用Microsoft PowerPoint或Apple Keynote

　　讲座技巧结合临床影像可以使授课更加生动有趣。讲师提供不同的学习体验可以避免课程平庸和枯燥。有时，一些小小的变化不仅能使学员感到满意，而且能使讲师感到振奋。在牙科讲座中，临床影像通常是核心要素，可以作为文本的替代品或者只辅以简短文本，使学员通过视觉从临床影像中吸收课程内容（图1和图2）。

临床影像要求

　　牙科讲座中使用的临床影像应满足以下要求：

- 影像应具有高分辨率、良好的色彩平衡和清晰度
- 拍摄主体应置于影像的中心，任何无关的背景元素都应裁切掉
- 目标区域应位于对焦点，并且附近的牙齿和组织都应在其景深范围内
- 尽量使用最相关和最新的影像（5年内），除非作为序列影像展示以前的工作

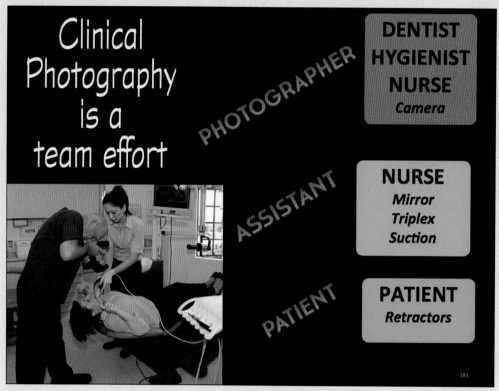

图2　牙科讲座中的临床影像增加了授课的趣味性，可以适当辅以文本和图形元素。直接将影像复制到幻灯片中而不进行合理的排版和设计，是对临床影像的不当使用。

- 影像应紧扣讲座主题，支持和加强主题内容
- 影像应平衡相关的文本和口述
- 影像应该是临床工作的证据，尤其是对卓越临床工作的展示

　　牙科讲座中使用的临床影像可以是TIFF或JPEG格式。JPEG文件已经足够满足讲座需求，而且不会像TIFF文件那样快速增加幻灯片的文件大小。数码影像包括放射影像和临床影像，两者结合作为牙科讲座的一部分，可以提供对病例或临床技术最广泛、最深刻的见解。

　　与任何其他讲座一样，牙科讲座应该有明确的主题和目标。以幻灯片为载体、以影像为支撑，讲座应传达概念的连续性与逻辑性。使用PowerPoint或Keynote，1小时讲座的幻灯片无须超过100张。如果主题比较独特，并且每张幻灯片都需要很长的展示时间，幻灯片的数量还会大大减少。笔者的观点是，1分钟足以让观众仔细阅读1张幻灯片。1分钟内，讲师可以说约150个字，聪明的学员可以掌握幻灯片和口述部分的重点内容。当幻灯片展示前面已解释过的临床主题时，学员可能只需要15~20秒就能理解这张幻灯片的内容。每张幻灯片应传达一个想法或子论点，可以是图形和文本的组合，相关部分可以随着讲座的推进序列出现或消失。

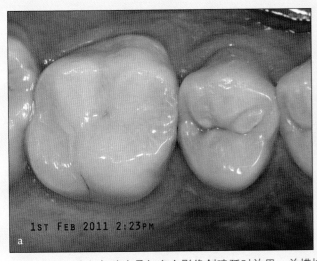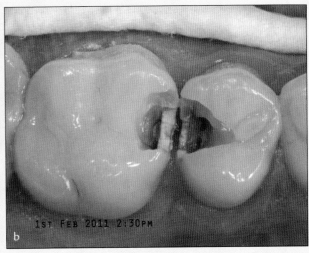

图3 在同一张幻灯片中叠加多个影像创建延时效果，并模拟牙科治疗过程。（a）牙齿的初始影像。（b）7分钟后拍摄的牙齿影像。

演示文稿

最流行的演示文稿是PowerPoint（在Windows和Mac系统上可用）和Keynote（仅在Mac上可用）。大多数人对PowerPoint和/或Keynote有一定的了解，可以创建带有图像和文本的幻灯片。幻灯片之间太多华丽的过渡可能很快会变得单调乏味，应谨慎使用。不过，可以在一张幻灯片中叠加两个或多个影像来模拟时间推移。例如，先展示牙齿的初始影像，紧接着循序展示牙体预备和修复。当然，添加不同的文字说明以指示时间变化也很有必要（图3）。通过巧妙使用视频剪辑，幻灯片放映的静态特性可以得到明显改善，视频可以轻松嵌入幻灯片中，为讲座增加多样性和趣味性。

Keynote和PowerPoint都是讲座的有力工具，每张幻灯片都应该是影像和有限文本的高效组合。色彩斑斓的幻灯片背景会让人厌烦，而且没有必要，除非想为一家机构、公司或牙科诊所做广告。

字体和字号

如果字体和字号错误或幻灯片上的文字太多，那么这些文字可能很难被阅读。无衬线体最好，正文字号至少为25磅，标题字号至少为50磅。在整个幻灯片中应使用有限类型的字体；需要变化时只需将同类型字体更改为粗体或斜体，从而标注出重点。文字颜色应与幻灯片背景形成最大对比：黑色背景建议白色或黄色文字，白色背景建议黑色文字。在环境光线充足的大型会议厅中，如果字号过小或颜色与背景过于相近，学员将无法阅读文本。

影像裁切

许多临床影像都没有针对讲座主题进行优化，实际上与主题密切相关的通常只是所用影像的局部区域（图4）。理想情况下，裁切应该在影像插入幻灯片之前

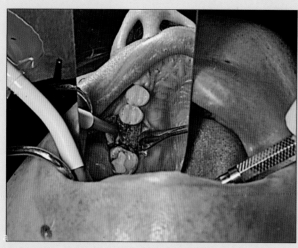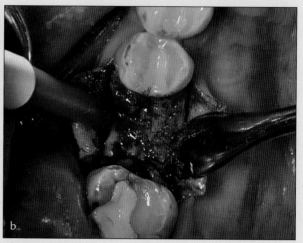

图4　为了满足讲座要求，该影像需要裁切以突出主题，并进行适度的旋转。（a）原始影像。（b）裁切和优化后的临床影像。

完成，不过PowerPoint和Keynote都在菜单中提供了裁切和遮罩功能。同样重要的是，如果要将裁切后的影像放大后投影到屏幕上，则该影像必须具有高分辨率、良好的动态范围和焦距。这需要一个合格的相机系统，具有合理的像素值（至少16MP）。

背景

为了更好的讲座效果，高质量的临床影像应大比例地展示在幻灯片上，并具有深色背景（图1和图2）。对于讲师来说，最主要的未知因素是投影仪的亮度、环境光照射到屏幕上的反光程度以及室内灯光的明暗程度。假设环境变暗，如果幻灯片背景也较暗，则幻灯主题会被高亮凸显。

深色背景的幻灯片最好采用白色的注释，注释通常包括部分或全部幻灯片。对于印刷材料，最好使用白色背景，以便在幻灯片周围的白色区域进行注释。

演示者视图

Keynote和PowerPoint都为演示者提供了双显示模式，讲师可以在其计算机显示器上查看有详细备注的页面，同时观众可以在投影屏幕上看到当前幻灯片（图5）。这创造了一种无纸授课方式，也使幻灯片而不是文本文档成为讲座的主要工具。

演示者视图的主要优点是显示与当前幻灯片相关的详细备注，同时还可以显示当前幻灯片包含的动画生成数、下一张幻灯片、时钟和计时器等信息。在准备过程中，讲师只需要在每张幻灯片下的备注栏里添加笔记，这些笔记反映了对当前幻灯片要点的简短扩展或替代描述。这使讲师可以通过旁白来补充幻灯片，而不仅仅是阅读幻灯片上的文本。

备注部分的字号应尽可能大（约36磅）。字号越大，讲师阅读的距离就越远，越能给学员一种自然放松的感觉。一个简单的技巧是给幻灯片底部的编号上

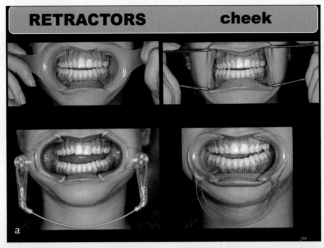

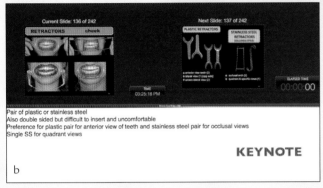

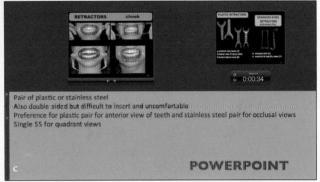

图5 （a）主屏幕的幻灯片视图。（b）Keynote中的演示者视图，即讲师的计算机显示器上所示。（c）PowerPoint中的演示者视图。两种演示者视图均显示讲师的笔记以及当前幻灯片、下一张幻灯片和时钟等信息。

色，以提示是否有额外备注，这样在投影仪屏幕上很容易看到幻灯片编号的颜色，讲师可以从容地决定是站在讲台前还是计算机前。

讲座环境

作为一名牙科讲师，受邀参加讲座授课会遇到许多变量，这些变量会对活动的成功产生重大影响，其中许多变量甚至不在讲师的控制之下。这些变量通常与场地有关：设施、设备和协助。一个极端是高级的会议场所，有分层的演讲厅、多个屏幕、负责任的项目人员以及专门的视听和信息技术人员。另一个极端是简单配置的酒店房间，窗户上没有百叶窗遮光，有一台10多年历史的投影仪，没有接受过任何培训的餐饮工作人员来控制投影仪。

技术考量

在专门的会议场所，通常会有关于演示所需格式的明确说明。例如，讲师不允许使用自己的计算机，这可能是一个问题。在这种情况下，讲师可以与技术人员沟通，问题通常会得到圆满解决。在某些情况下，讲师被要求将其幻灯片上传到专用服务器上进行投影。这可能需要将Keynote转换为PowerPoint，并减少文件大小以减少卡顿。

在这种情况下，在幻灯片中使用不寻常的字体可能会在传输到另一台计算机时出现意料之外的替换和大小更改。如果讲师不知道发生了这种情况，可能会在讲座期间造成尴尬。如果心存疑虑，建议对所有文本元素使用通用的无衬线字体（如Arial或Gil Sans），并将个性化标题存储为图像而非文本（如使用PowerPoint艺术字）。

在将幻灯片上传到会议场所专用计算机时，必须明确是Windows系统还是Mac系统，前者在大型会议场所中更常见。对于使用Keynote的Mac用户来说，将文件转换为PowerPoint可能是明智之举。讲师必须意识到，这不是幻灯片、图形和文本的完美复制和格式转换，因此应当仔细检查转换后的每张幻灯片。另一个可行的方法是创建幻灯片的PDF。虽然这不会显示幻灯片内的过渡和动画，但如果PowerPoint出现问题，可以将PDF显示为幻灯片放映模式。另一种备份方法是将PowerPoint或Keynote导出为图像格式。如有需要，构建动画的每个阶段都可以保存为单独的JPEG格式的图像。如果原始PowerPoint文件或Keynote文件发生损坏，并且某些幻灯片丢失，这可能成为一根"救命稻草"。

幻灯片的副本应及时备份，并放在单独的内存卡或便携式硬盘中，这一点也很重要。

光线

牙科讲座几乎都有影像展示，这就要求室内光线比开常规研讨会时更暗。对于任何新场地，光线是一个重要考量因素。这包括是否有自然光、自然光能否被百叶窗或窗帘遮住以及人工照明是否可以变暗，特别是在投影屏幕所在的区域。如果光源无法减少，数字投影仪的亮度将成为影响幻灯片展示效果的一个重要因素。为了获得最佳观看效果，建议配备至少3500流明的投影仪。这样的话，即使房间里有灯光，投影仪也能提供明亮的图像。此外，适当的投影屏幕可以最大限度地提高投影仪的输出效果。

屏幕长宽比

宽屏（16∶9）已成为笔记本电脑、计算机显示器、电视和数字投影仪的标准。PowerPoint默认幻灯片大小为1920×1080（即16∶9），但也有其他选项可用。Keynote提供了800×600（4∶3）到1920×1080（16∶9）的幻灯片大小选项。宽屏的优点是幻灯片从左到右的空间更大，可以容纳更多图像。如果讲师获悉讲座地点的投影仪和屏幕支持宽屏格式，则应以16∶9（即1920×1080或1280×720）的最高分辨率制作幻灯片。

然而，并非所有场馆都有现代化的投影仪，如果投影仪的支持格式为4∶3，幻灯片将以16∶9的比例缩小，从而破坏展示效果。因此，以1028×768（4∶3）准备幻灯片，然后复制文件，将大小更改为1920×1080（16∶9），并以不同的名称保存。当幻灯片是第一次放映，并且数字投影仪无法重新配置以适应所选比例时，这些额外的工作可以最大限度地减少讲座时的尴尬。

纸质讲义和电子讲义

大多数课程都需要纸质讲义或电子讲义（如PDF）。纸质讲义和电子讲义通常会包含所有的幻灯片内容；有时候仅限于包含核心主题的文本幻灯片。如果讲义内容还没有在牙科专业杂志上发表，讲师就会担心这些素材可能会被剽窃，并且失去知识产权。幻灯片的版权归作者所有，但这并不能防止幻灯片、图像和文本在提供给学员时被复制和剽窃。通常提供电子讲义可以节省打印成本，笔者建议提供PDF文件而非原始的Keynote或PowerPoint文件，因为后者中的单独图像复制起来更方便，并且分辨率比PDF文件高得多。这里推荐一款PDF调整软件（ShrinkPDF），以减少用于传输和分发的PDF文件的大小。

在课程或讲座之前分发讲义有好处也有坏处。这样做的好处是，学员可以在页面上写笔记，帮助理解概念或技术。但是，如果学员提前阅读，而不是听讲座或观看演示，则可能会分散注意力。应该鼓励学员在课程期间将讲义作为笔记本使用，并在课程结束后作为复习资料使用。

结语

讲师通常对自己的职业充满热情，他们通常是思想领袖和临床大师。传播这种专业知识的标准载体是讲座，如果讲师要进行口腔临床摄影讲座，就需要在临床摄影和影像展示方面表现出自信。否则，讲师会错过将工作从患者转化到专业的窗口，并减少真正指导牙科同行的机会。

牙科讲座通常要对临床影像的质量进行评估，影像质量取决于合适的相机系统和熟练的拍摄技术，以保证清晰度、分辨率和颜色平衡，并且确保所有重要的主体都在焦点上。这只能通过相机、镜头、闪光灯、反光板、参数设置和体位的合理安排来实现。花时间进行口腔临床摄影，不仅可以真实记录患者的牙齿情况和治疗过程，还为牙医的继续教育和专业提升提供了源源不断的素材。